KLASTERN

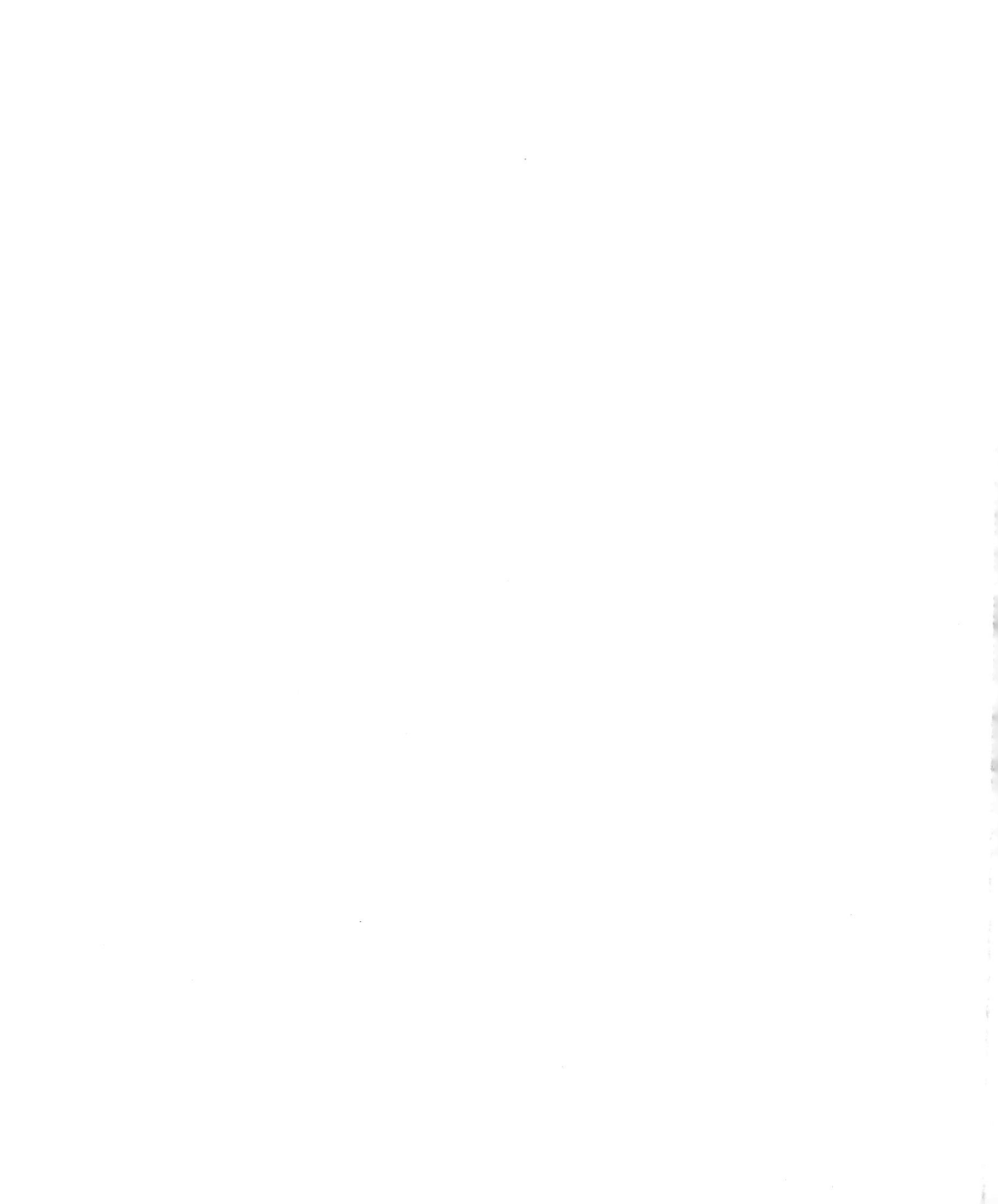

Dr. med. Winfried Weber

Klastern

Leben ohne Einschränkung

Erstausgabe 2016
Erschienen im Synergia Verlag, Basel, Zürich, Roßdorf
eine Marke der Sentovision GmbH
www.synergia-verlag.ch

Alle Rechte vorbehalten
Copyright 2016 by Synergia Verlag

Umschlaggestaltung, Gestaltung und Satz: FontFront.com
Fotos: Franziska Lederer, Winfried Weber, Gregor Pfitzer, TCM Akademie Wien

Printed in EU
ISBN: 978-3-906873-14-5

Vertrieb durch Synergia Auslieferung
www.synergia-auslieferung.de

Bibliografische Information der Deutschen Bibliothek
Die Deutsche Bibliothek verzeichnet diese Publikation in der deutschen Nationalbibliografie; detaillierte bibliografische Daten sind im Internet unter http://dnb.ddb.de abrufbar.

Behandle nicht die Krankheit,

sondern den Menschen,

der sich hinter ihr verbirgt

und entdeckt werden will!

Inhalt

Das Spiel

'

Leben ohne Einschränkung, gibt es das? Wahrscheinlich nicht. Aber wir können unser Leben nehmen, so wie es uns gegeben ist oder wir können es kritisch betrachten und entscheiden, ob wir es wirklich so wollen, wirklich so leben wollen.

Leben ist in meinen Augen bestimmt durch Mitverantwortung. Das Leben wurde uns gegeben (nicht geschenkt) unter der Verpflichtung, etwas daraus zu machen. Wir können auf diesen Deal eingehen oder es lassen. Lassen wir es, haben wir verloren. Gehen wir auf diese Herausforderung, neudeutsch diese „Challenge" ein, sind wir im Spiel. Also spielen wir es!

Die Würfel sind gefallen, die Karten sind verteilt. Das Spiel kann beginnen. Gegen wen spielen wir? Nicht gegen wen lautet die Devise, sondern für wen.

Haben Sie sich schon einmal Gedanken gemacht, was das für ein Mensch ist, der Sie morgens mit verkniffenen Augen kritisch aus dem Spiegel anschaut? Haben Sie sich schon einmal gefragt, warum er so ist, wie er ist. Was er erlebt hat, was ihn geprägt hat, seine Ängste, seine Sorgen? Natürlich, werden Sie sagen, was für dumme Fragen! Das bin doch ich.

Gut, das stimmt, aber nicht ganz. Treten Sie einen Schritt zurück und schauen Sie diesen Menschen im Spiegel noch einmal an. Was Sie sehen ist allein der Ausdruck Ihres Ichs, ein Abbild Ihres derzeitigen Zustandes. Und glauben Sie nicht, dass Sie den Rest dieses Menschen in all seinen Facetten kennen, geschweige denn beurteilen können. Warum guckt der so? Was hat ihn zu diesem Menschen gemacht, der Sie gerade so ungläubig anstarrt?

Nun, Sie haben viel erlebt und das Leben hat Sie geprägt. Richtig! Das sagen Sie, das sage ich. Aber sind wir damit zufrieden? Dieses Leben hat viele Narben hinterlassen, Narben, die unser Verhalten geprägt haben. Sind wir stolz auf diese Narben? Ist dieses Leben, was uns diese Verletzungen eingebracht hat, ein erstrebenswertes? Nein, bestimmt nicht.

Mit diesem Buch möchte ich Ihnen die Möglichkeit geben auszubrechen, auszubrechen aus den Mustern, die zu Beginn unseres Lebens vorgegeben sind und diese zu überwinden.

Vielleicht denken Sie, was für ein esoterischer Quatsch. Seien Sie kein Spielverderber. Es ist Ihr Spiel. Nutzen Sie die Chance, Ihr bisheriges „Sch...spiel" aufzukündigen.

Die Spielregeln sind einfach. Es gibt sechs, genauer betrachtet sieben vorgegebene Grundmuster von Verhaltens-, Befindens- und Erkrankungsmöglichkeiten. Ihre Aufgabe besteht darin, diese zu erkennen und gezielt gegenzusteuern. Fertig!

Wenn Sie das geschafft haben, und das ist relativ einfach zu bewerkstelligen, sind Sie der Gewinner. Was haben Sie gewonnen? Ein bewusstes Leben ohne Einschränkung.

Gratuliere!

Schmerzen

Alltagsbeschwerden wie Kopf- oder Kreuzschmerzen, Schlafstörungen, Schulterschmerzen, Hüft- oder Kniebeschwerden usw. sind so eine Sache. Wenn Operationen nicht angesagt sind, fehlt den meisten Behandlern zu einer konservativen Therapie die Phantasie.

Beschwerden werden, wie es leider in der heutigen Medizin die Regel ist, mit sogenannten „Antis" weggedrückt . Antiphlogistika, Analgetika, Antidepressiva, Antirheumatika sind nur ein kleiner Teil von ihnen. Das ist gewollt, es ist günstig, die Durchführung ist einfach, die Patienten sind zufrieden. Das ist gut. Doch die Ursache der Beschwerden bleibt bestehen. Das ist schlecht.

Warum sieht man Schmerzen nicht so, wie sie von der Natur gedacht sind, und zwar als Warnzeichen. „Ich, dein Schmerz, zeige dir, dass du etwas falsch machst. Bei dir allein liegt die Entscheidung, mich ernst zu nehmen. Dann zeige ich dir den Weg, dich von mir zu befreien. Oder Du ignorierst mich und Du wirst krank."

„Also, Herr Doktor", werden Sie sagen, „so geht es ja auch nicht. Woher soll ich denn wissen, was welcher Schmerz bedeutet? Deshalb gehe ich zum Arzt. Der sollte es doch wissen. Dafür hat er ja studiert und wird dafür bezahlt."

Damit haben Sie natürlich vollkommen recht. Aber leider ist es so, dass unser westliches Medizinsystem erst bei Krankheiten aktiv wird, die über Veränderungen von Blutbild, Gewebe, Urin, EKG usw. nachweisbar sind. Schmerzen werden in der Regel unter dem Begriff Befindlichkeitstörungen eingeordnet und *diese verschwinden ja mit Tabletteneinnahme oder sind psychosomatisch bedingt, also nicht ernst zu nehmen.*" (So die Universitätsmedizin und die Krankenkassen)

Ein gutes Beispiel für diese nicht nachhaltige Behandlungsweise ist die Kostenübernahme von Akupunktur durch die gesetzlichen Krankenkassen. Nur chronische Beschwerden der Lendenwirbelsäule und chronische Schmerzen bei Kniegelenksarthrose werden übernommen, da laut Studien bei anderen Beschwerden eine Schmerz-Pille angeblich die gleiche, also noch nicht einmal die bessere Wirkung zeigt.

Was ist zu tun?

Ich werde Sie in diesem Buch in die Welt der normalen und anormalen körperlichen Funktionen und Zusammenhänge einführen, die es Ihnen leicht macht, ihre Beschwerden zu verstehen, sie einzuordnen und gezielt gegenzusteuern.

Heute schon geclustert?

Was bitte, wie bitte? werden Sie sagen. Das Wort kommt aus dem Englischen und ist eingedeutscht, etwa wie das Wort „gegoogelt". Das englische Wort „Cluster" bedeutet Haufen, Gruppe, Traube oder so ähnlich. Ehe Sie jetzt auf die Idee kommen, es geklustert auszusprechen, einigen wir uns auf Klaster und geklastert.
Was wir in diesem Buch machen, ist die Zuordnung von Symptomen, Beschwerden und Befindlichkeitstörungen zu Schubladen. Es sind Eigenschaften, die irgendwie zusammengehören, sich bedingen und meistens die gleiche Ursache haben. Schmerzen und Verspannungen im Rücken helfen, das richtige Klaster zu finden und deren Zusammenhang mit den jeweiligen Beschwerdebildern zu verstehen.

Anfang der Achtziger fielen mir Bücher von Alexander Lowen, einem amerikanischen Psychiater, in die Hände. Lowen, ein Schüler Wilhelm Reichs, machte bei seinen Patienten die Erfahrung, dass schwere, nicht bewältigte Konflikte der Vergangenheit sich als Verspannungen in bestimmten Wirbelsäulensegmenten äußern. Diese Theorie kam mir ziemlich weit hergeholt vor, bestätigte sich aber in Tausenden thermographischer Untersuchungen, die ich zum Nachweis dieser Theorie durchführte. Aber hinter diesen verspannten Segmenten verbargen sich nicht nur Konfliktkonstellationen, sondern auch Schmerzen, Stoffwechsel-, Befindlichkeits- und Organstörungen.

Sie sehen auf dieser Seite Rückenverspannungen, die bestimmten Beschwerden- und Befindlichkeitszonen zugeordnet sind. Suchen Sie sich das oder die Klaster heraus, die zu Ihrem Beschwerdebild passen und gehen zu dem Kapitel, in dem die Ursachen der Beschwerden, die Menschen, die diese erleiden und das Verhalten, welches diese an den Tag legen, beschrieben sind.

Dort folgt eine kurze Anleitung, wie die meisten dieser Probleme zu beheben sind. Das kann eine Ernährungsumstellung sein, Partnerübungen oder andere Vorschläge. Gut, eine Ernährungsumstellung sollte relativ einfach sein. Man beißt die Zähne zusammen und lässt einfach nur das durch, was erlaubt ist. Schwieriger ist es mit der Partnertherapie. Wer hat schon regelmäßig einen Partner zur Hand?

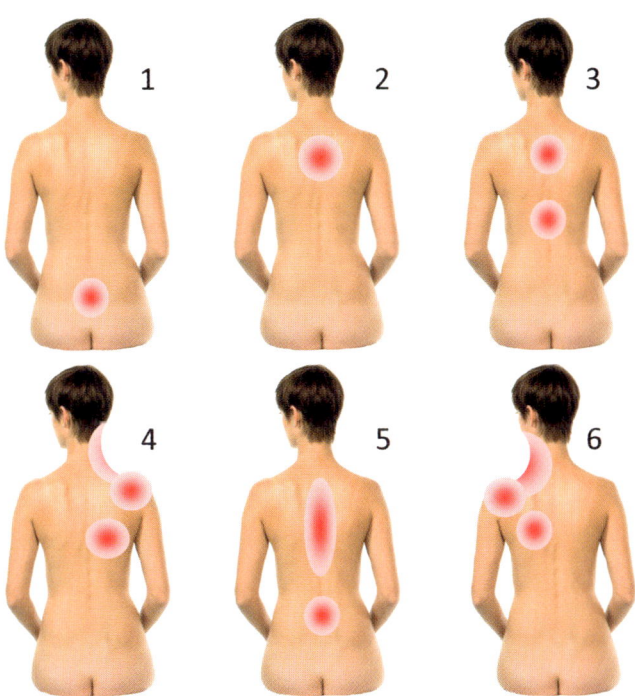

Für diese Gruppe von Mitmenschen und nicht nur für diese, sondern für alle und vor allem die Wildentschlossenen, die endlich ein neues Leben anstreben, biete ich die „Klastertherapie" an. Wenn Sie zu den taffen Menschen gehören, die vorgeben, keine Rückenschmerzen zu haben, dann besuchen Sie bitte das Symptom- und Beschwerdeverzeichnis am Ende des Buches. Hier finden Sie bestimmt ein Klaster, welches auf Sie zugeschnitten ist.

Klastertherapie

Im Bereich der Endglieder von Fingern und Zehen, befinden sich Akupunkturpunkte, die unseren Befindlichkeitsklastern zugeordnet sind. Diese Akupunkturpunkte liegen alle direkt unterhalb und ca. 2 mm seitlich der inneren oder äußeren Nagelwinkel der Finger- und Zehennägel. Die betreffenden Akupunktur Areale zeichnen sich dadurch aus, dass sie druckempfindlicher sind als ihre Umgebung.

Auf dem zu behandelnden Klaster entsprechenden Akupunktur-Punkt wird eine kleine Metallkugel mit Hilfe einer Trägerfolie aufgeklebt. Zusätzlich wird die Kugel mit einem dem Klaster farblich zugeordneten adhäsivem ca. 10 cm langen und 2,5 cm breiten, elastischen Pflaster mit leichtem Zug fixiert. Kugel und Pflaster sollten auf Dauer getragen werden, mindestens aber solange bis eine deutliche Besserung der Beschwerden stattgefunden hat.

Es sei an dieser Stelle noch einmal ausdrücklich darauf hingewiesen, dass die Klastertherapie nur bei funktionellen Störungen angebracht ist. Bei krankheitsbedingten oder organisch bedingten Störungen müssen Sie den Arzt aufsuchen.

Wenn Sie tiefer in die Materie eindringen wollen, empfehle ich Ihnen mein Buch „Die Wahrheit hinter der Medizin, das große Umdenken".

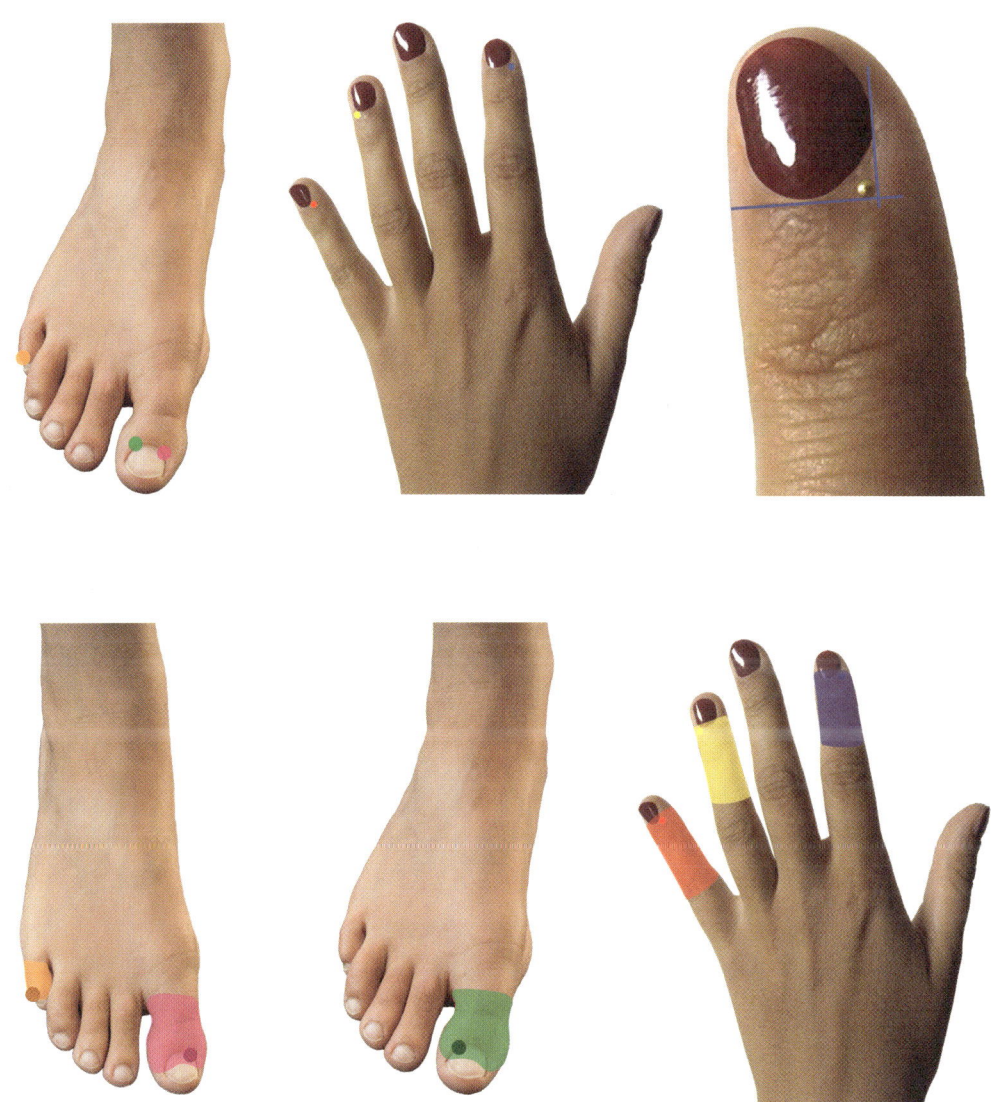

Wie soll das funktionieren?

Eine berechtigte Frage. Sie können sich nicht recht vorstellen, dass so ein kleines farbiges Pflaster, abgesehen davon, dass es schön bunt und vielleicht lustig aussieht, irgendeine Wirkung entfaltet. Lassen Sie mich mit einfachen Erklärungen anfangen. Sie wissen, dass das Licht der Sonne aus allen Farben des Regenbogens besteht und darüber hinaus auch unsichtbares Ultraviolett und Infrarot-Licht beinhaltet. Dazu kommen noch weitere elektromagnetische Wellen.

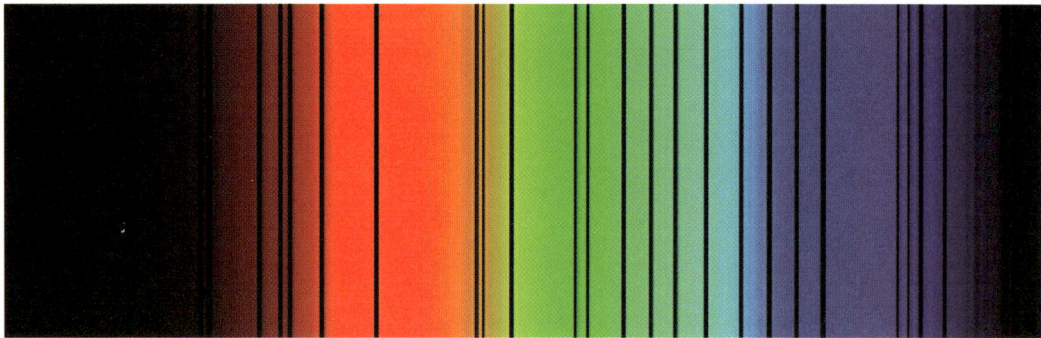

Ein Gegenstand, der alle Wellenlängen außer Blau absorbiert und nur Blau reflektiert, erscheint uns blau. Ein Körper der alle Wellenlängen außer Rot absorbiert und nur Rot reflektiert, erscheint uns rot. Der Gegenstand erscheint uns also immer nur in der Farbe, die er selbst nicht aufnehmen kann. Daraus resultiert, dass ein schwarzer Körper alle Farben schluckt, ein weißer Körper aber alle Farben reflektiert.

Und nun wird es interessant und etwas komplizierter. Was passiert mit der absorbierten Strahlung? Die Sonne wandelt mit Hilfe von Kernfusionsprozessen Materie in Energie um. Sie kennen doch Einsteins Formel E= m c² (Energie ist gleich Masse mal dem Quadrat des Lichtgeschwindigkeit). Diese Energie wird in Form elektromagnetischer Strahlung, ein Teil davon als Lichtstrahlen, in den Weltraum geschickt. Ein weiterer Teil der Sonnenstrahlung wird von dem Gasmantel, der die

Sonne umgibt, absorbiert. Diese sonneneigene Absorption erscheint als schwarze Lücken (Frauenhoferlinien (s. Abb. o.)) im Sonnenspektrum. Der Großteil der schädlichen Strahlung (Plasma, Gamma-Strahlung und Röntgenstrahlung) wird über unser Erdmagnetfeld und die Atmosphäre der Erde abgelenkt oder ausgefiltert. Die Reststrahlung wird absorbiert oder reflektiert.

Auf unserer Haut befindet sich nun ein kleines farbiges Tape. Es absorbiert alle Lichtanteile, die nicht seinem Farbspektrum entsprechen. Seine Farbe ist also das Negativabbild seines Absorptionsspektrums. Diese Eigenfarbe wird reflektiert.

Die kleinsten absorbierbaren Einheiten der Strahlung sind Photonen (Quanten).Ein Photon existiert, das weiß man aus der Quantenphysik, gleichzeitig als Teilchen und als Welle. Je kürzer die Wellenlänge eines Photons ist, desto höher ist seine Energie.

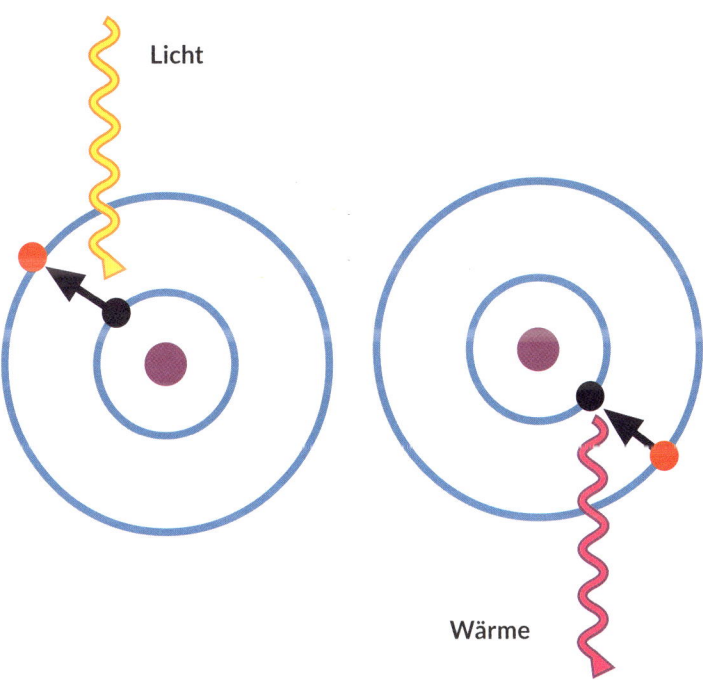

Bei der Absorption trifft nun die absorbierte Lichtwelle als kleines Energiepaket auf ein Molekül oder genauer auf ein Atom unseres Tapes. Das Atom nimmt diese Energie auf, indem eines seiner Elektronen in eine energiereichere „Umlaufbahn" - wissenschaftlich ausgedrückt, ein kernferneres Orbital (siehe Abb. Seite 17)- geschleudert wird. Musikalisch verbildlicht schwingt es in einem höheren Ton.

Dieser Zustand hält aber nur Bruchteile von Sekunden an (10 hoch minus 9 Sekunden) und das Elektron fällt unter Abgabe von Energie, in diesem Fall Wärme, in seinen alten Zustand zurück. Diese Zeit reicht jedoch, um die Energie dieses Zustandes in Form von Schwingungen (Resonanzen) auf unseren Körper wirksam werden zu lassen.

Die Farbstoffe der Tapes lassen sich als photochemische Reaktionseinheiten verstehen, sogenannte Photosysteme. Alle Farbstoffmoleküle können Licht absorbieren, jedoch ist nur ein Molekül photomechanisch wirksam. Die anderen Farbstoffe übertragen auf dieses die von ihnen absorbierte Energie durch Schwingungen als Resonanz.

Das Absorptionsspektrum (der „Klang") unserer Tapes bestimmt also die Auswirkung der Resonanz auf unseren Körper. Als Schalter für das Einschalten der Resonanz und die Auslösung der elektromagnetischen Welle dient die kleine Metallkugel, die auf den jeweiligen Anfangs- und Endpunkten der behandlungsbedürftigen Meridiane platziert wird.

Inzwischen hat die Wissenschaft erkannt, dass die Hauptkommunikation unter den Zellen, nicht auf dem Blutweg oder über die Nerven erfolgt, sondern über elektromagnetische Wellen. Nur so ist eine schnelle Reaktion möglich und unsere Überlebensfähigkeit garantiert.

Was wohin kleben?

Die traditionelle chinesische Medizin kennt 6 Funktionskreise, denen jeweils ein Yin- und ein Yang-Meridian zugeordnet sind. Alle Meridiane sind in einem Meridiankreislauf verbunden, in dem die Meridiane je nach Tages- und Nachtzeit wechselnde Energiezustände erfahren.

Die traditionellen auf der Meridianuhr genannten Zeiten sind Circa-Zeiten und haben sich durch die elektrische, nächtliche Erleuchtung in westlichen Ländern verschoben, bzw. komprimiert. Beim 12 Stunden Tag-Nacht-Rhythmus hat die Nacht 2 Stunden eingebüßt. Die Nacht beginnt im Mittel zwischen 22 Uhr und 22.30 Uhr. Die Produktion des Schlafhormons Melatonin, die durch Licht gehemmt wird, beginnt zwei Stunden später, verkürzt also unsere Nacht um 2 Stunden. Der Energieumlauf der 6 Nachtmeridiane wird um 2 Stunden verschoben und um 2 Stunden gekürzt.

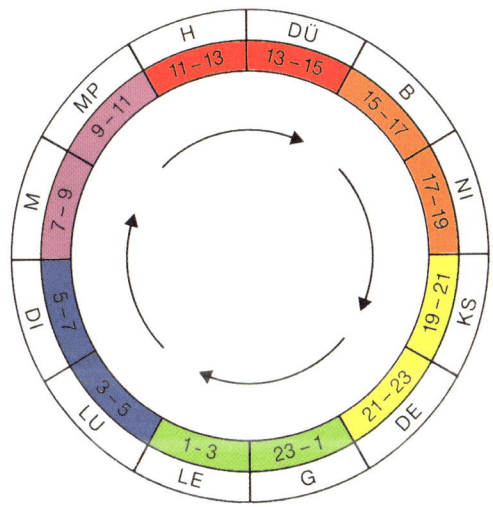

Meridiankreislauf (Meridianuhr)

Der Begriff Yin steht für weiblich, Nacht, passiv, sanft, Stille usw., Yang für männlich, Tag, aktiv, rau, laut usw.
Yin-Meridiane beziehen sich auf die Funktion von Herz, Perikard (Kreislauf-Sexualität), Niere, Lunge, Milz-Pankreas und Leber, Yang-Meridiane auf die Hohlorgane Magen, Galle, Blase, Dreifacher- Erwärmer, Dünn- und Dickdarm. Da die Klaster 1, 3, und 5 auffällig passiven Charakteren zugeordnet sind, werden hier bei Bedarf die zugehörigen Yang-Meridianpunkte Blase,

Dreifacher-Erwärmer oder Dickdarm mit der Metallkugel stimuliert und mit dem passenden Farbtape überdeckt.
Bei den zu aktiven Klastern 2, 4, 6 werden die entsprechenden Yin-Meridianpunkte Herz, Leber und Milz-Pankreas behandelt und damit beruhigt.

Funktionskreis	Passivität	Thema	Funktionskreis	Aktivität
Klaster 1 (Niere-) Blase	Rückzug, Verschließen	Körper, Existenz	Klaster 2 Herz (-Dünndarm)	Leistung, Handeln
Klaster 3 (Perikard-) dreifacher Erwärmer	Harmoniesuche, Verleugnung	Persönlichkeit, Kommunikation	Klaster 4 Leber (-Galle)	Durchsetzungs-vermögen, Angriff
Klaster 5 (Lunge-) Dickdarm	Flucht, Lethargie	Identität, Integration	Klaster 6 Milz-Pankreas (-Magen)	Positivismus (P) oder Negativismus (M)

Wie viele „Klaster-Pflaster" darf ich kleben?

Wenn Sie das Beschwerdeverzeichnis oder die Klaster studiert haben, ist es die Regel, dass Sie sich in mehreren Klastern wiederfinden. Jetzt stellt sich für Sie die Frage, welches Pflaster soll ich kleben oder darf ich sogar mehrere Pflaster kleben?
Je weniger Klaster Sie abkleben, um so effektiver wirkt die Therapie. Vergleichen Sie die Situation mit einer Nachrichtensendung im Radioapparat. Sie hören die Informationen, nehmen sie auf und verarbeiten diese. Stünde jetzt ein zweites oder drittes Gerät neben dem ersten, aus denen weitere Informationen ausgestrahlt werden, ist die Verständlichkeit doch deutlich eingeschränkt, die geistige Aufnahme stark erschwert und die Verarbeitung aufgrund der Vielzahl der Informationen in Frage gestellt. Langer Worte kurzer Sinn, die Klaster Pflaster sind zwar ausgesprochen schick, aber ihre Anzahl sollte auf ein Pflaster beschränkt sein und zwar das Klaster-Pflaster, welches die gravierendsten Ihrer Symptome abdeckt.
Um eine langfristige Wirkung zu erzielen, sollte die Kugel und das Pflaster über mindestens 6 Wochen getragen werden.

Ursachen in Gegenwart und Vergangenheit

existentielle Bedrohung in Bezug auf Körper, Partnerschaft, Arbeitsplatz und finanzielle Situation

Hals, Nacken

Nackenspannung

Bewegungsorgane

kalte Hände und Füße
Bandscheibe L4, L5, S1
Schmerzen im Innenfuß

Haut

Akne, unreine Haut
Haarausfall

Stoffwechsel Hormone

Östrogen - und
Testosteronabfall

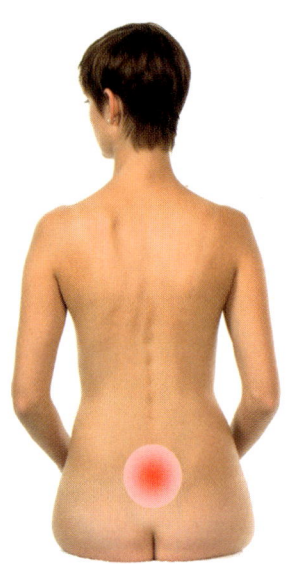

Wenn das nur gutgeht!

Unterbauch Frauen

Unterbauchprobleme, Periodedenschmerzen, funktionelle Sterilität, Ausfluss, Myome, Endometriose

Psyche, Verhalten, Angst

Bindungsängste, existenzielle Ängste, Entscheidungsängste, Verlustängste, Zukunftsängste

Kopf

Stirnkopfschmerzen

Blase Niere Urologie

Reizblase, Bettnässen, Impotenz, Spermienfehlbildung und Reduktion, Prostataprobleme

Klaster 1

mögliche Beschwerden und
Auffälligkeiten

Ursachen in Gegenwart und Vergangenheit

Ursachen in Gegenwart und Vergangenheit

existentielle Bedrohung in Bezug auf Körper, Partnerschaft, Arbeitsplatz und finanzielle Situation

In der Regel geht eine existentielle Bedrohung voraus. Möglicherweise passierte das bei der eigenen Geburt (Sauerstoffmangel, Kaiserschnitt, Zange, Glocke), durch die Scheidung der Eltern, Flucht, Missbrauch, durch den Tod von Bezugspersonen. Die erste Partnerschaft ging schief. Fehlgeburten, oder unerfüllter Kinderwunsch bestimmen das Leben. Im späteren Leben können Probleme im Bereich der Partnerschaft, des Arbeitsplatzes oder finanzielle Einbrüche die alten Wunden wieder aufreißen.

Psyche, Verhalten, Angst

Psyche, Verhalten, Angst

Bindungsängste,
existenzielle Ängste,
Entscheidungsängste,
Verlustängste,
Zukunftsängste

In ihrem Leben schützen sich diese Menschen durch Rückzug in bedrohlichen Situationen, bei denen es um die Themen Existenz, Sicherheit, Fortpflanzung, Partnerschaft, Arbeitsplatz und Bezugspersonen geht. Die Folge sind Zukunftsängste, Verlustängste, Ängste um den Arbeitsplatz, den Partner; Ängste, die Existenzgrundlage zu verlieren; Ängste, eine feste Bindung einzugehen; Ängste, bindende Entscheidungen zu treffen; Ängste vor Krankheit, Tod und Verletzung.

Haut, Stoffwechsel, Hormone

Haut

Akne, unreine Haut,
Haarausfall

Stoffwechsel Hormone

Östrogen und
Testosteronabfall

Durch die reflektorisch bedingte Mangeldurchblutung im kleinen Becken, reicht die Durchblutung des Eierstockes nicht aus, um einen regelmäßigen Eisprung zu gewährleisten. Da die Östrogenproduktion vom Eisprung abhängig ist, überwiegen in diesem Fall die männlichen Hormone mit der möglichen Folge von Haarausfall, unreiner Haut und Akne (vor allem im seitlichen Wangenbereich).

Beim Mann führt die Mangeldurchblutung im Hodenbereich zu eingeschränkter Spermienbildung und reduzierter Potenz und reduzierter Muskelkraft.

Unterbauch Frauen, Blase, Niere, urologische Probleme

Unterbauch Frauen

Unterbauchprobleme, Periodenschmerzen, funktionelle Sterilität, Ausfluss, Myome, Endometriose

Blase, Niere, Urologie

Reizblase, Bettnässen, Impotenz, Spermienfehlbildung, und Reduktion, Prostataprobleme

Der Mann

Er projiziert in diesen Krisensituationen seine Beschwerden in Hoden, Nebenhoden oder Prostata, die dann zum Urologen führen. Bleibt die existentielle Bedrohung jedoch länger bestehen, können in diesen Organen durch die Mangeldurchblutung und der damit verbundenen Degeneration des Gewebes ernsthafte Probleme entstehen.

Beim Verkehr klagen die Männer aufgrund der gereizten Schleimhaut der Eichel über ein Wundsein. Sie schicken dann klugerweise ihre Partnerinnen zum Frauenarzt, um einen Pilz ausschließen zu lassen. Auch häufiges Wasserlassen und Reizblase sind Zeichen für existentielle Nöte bei allen Beteiligten.

Kinder

Sie reagieren in solchen Krisensituationen (Streit unter den Eltern, Probleme in Schule oder Kindergarten) mit nächtlichem Einnässen.

Die Frau

Die Scheidenschleimhaut besteht aus einem Gewebe von ungefähr dreißig Zelllagen. Die innerste Lage hat auffällig große Kerne und sehr wenig umgebende Zellflüssigkeit (Zytoplasma), während in der äußersten Lage die Verhältnisse genau umgekehrt sind: kleine Kerne und großer

Zytoplasmasaum. In den äußeren Zellschichten ist sehr viel Glykogen angereichert, welches den in der Scheide vorkommenden Milchsäurebakterien als Nahrung dient. Diese Bakterien, die als Polizei der Scheide bezeichnet werden, wandeln dieses Glykogen in Milchsäure um. Das Scheidenmilieu wird sauer und verhindert so die Ansiedlung von Pilzen und krankhaften Bakterien, die in saurer Umgebung nicht bestehen können.

Eine Mangeldurchblutung der Scheide bedingt eine eingeschränkte Zellerneuerung und damit ein Fehlen dieser äußeren Schleimhautzellen. Dadurch finden wir nur noch eine Schichtdicke von ca. 12 bis 16 Zelllagen. Die Zellkerne der äußersten Schicht sind dicker, der Zytoplasmasaum eng. Glykogen ist kaum noch vorhanden. Die Milchsäurebakterien haben keine Nahrung mehr und gehen zugrunde. Krankhafte Bakterien und Pilze überwuchern die Scheide. Es entsteht eine Fehlbesiedlung der Scheide mit unangenehm riechendem Ausfluss. Eine eigentliche Entzündung liegt noch nicht vor.

Gut ein Viertel aller Frauen leidet unter dieser Fehlbesiedlung. Das Bakterium, welches sich am häufigsten in die Scheide hinein mogelt ist Gardnerella, auch Haemophilus vaginalis genannt. Es hat die Eigenschaft, in Phasen der Minderdurchblutung im Scheidenbereich in die Zellen einzudringen und Amine zu bilden. Amine sind nach Fisch riechende Stoffe. Im Grunde erkennt man am Geruch des Ausflusses die psychische Verfassung der Frau.

Im Zustand der Minderdurchblutung - es muss noch gar nicht zur Fehlbesiedlung gekommen sein - fühlt sich die Scheide, wie auch die äußere Scheide, wund an. Die Frau klagt über ein Pilzgefühl, welches sie häufig zu ihrem Frauenarzt treibt. Der Verkehr ist schmerzhaft. Die Frau hat das Gefühl mit einem Reibeisen zu schlafen.

Minderdurchblutung führt zu Sauerstoffmangel und Sauerstoffmangel zur Anspannung der Muskulatur und zu Krampfneigung.

Im kleinen Becken äußert sich dieser Zustand außer in der Anspannung der Beckenbodenmuskulatur in einer Anspannung der Gebärmutterhaltebänder und einer ausgeprägten Abwehrspannung des Unterbauches. Die Gebärmutter, die im Normalfall locker im kleinen Becken aufgehängt ist, wirkt bei der Untersuchung wie festgezurrt. Beim Verkehr scheint die Scheide für die Frau zu kurz. Das Glied stößt in bestimmten Lagen gegen die sonst locker verschiebliche Gebärmutter und löst massive Schmerzen im Unterbauch aus. Die Frau klagt über ein Völlegefühl im kleinen Becken, so als würde sie schwanger sein oder eine kleine Kugel im Unterbauch mit sich herumschleppen.

Die Aufgabe der Gebärmutter außerhalb der Schwangerschaft besteht darin, durch Zusammenziehen die nach Eisprung nicht mehr benötigte Gebärmutterschleimhaut auszustoßen.

Beim Eisprung und der Periodenblutung handelt es sich im Normalfall, von einem leichten Ziehen abgesehen, um einen schmerzfreien Vorgang. Bei Minderdurchblutung und Sauerstoffmangel treten Krämpfe auf. Gleichzeitig führt die Minderversorgung der Gebärmutterschleimhaut und der Muskulatur zu Zwischenblutungen, verlängerter Periodenblutung und Schmierblutungen vor der Periode.

Die Schleimhaut der Eileiter ist mit kleinen Flimmerhärchen ausgekleidet. Sie haben die Aufgabe, das befruchtete Ei durch wellenartige Bewegungen in die Gebärmutterhöhle zu treiben, wo es sich in der Gebärmutterschleimhaut einnistet.

Bei einer Minderdurchblutung ist diese wellenartige, gerichtete Bewegung gestört und verfrüht. Die Härchen bewegen sich ungezielt und die Spermientransportbewegung erschlafft schon lange vor dem Eisprung. Die Folge davon kann sein, dass der Eitransport nach der Befruchtung nicht mehr in ausreichendem Maß gewährleistet ist. Es kann im schlimmsten Fall zu einer Absiedlung des befruchteten Eies im Bauchraum kommen (Bauchhöhlenschwangerschaft) oder im Eileiter (Eileiterschwangerschaft.) Desweiteren fehlt der Schutz vor in die Bauchhöhle durch die Eileiter aufsteigenden Schleimhautteilchen. Diese lagern sich in der freien Bauchhöhle, am Darm, der Blase und so weiter an, nisten sich ebenfalls ein und unterliegen nun dem gleichen Schleimhautzyklus, wie in der Gebärmutter. Da dieser Prozess vom Körper ummantelt wird, entstehen immer größer werdende Blasen, sogenannte Schokoladenzysten (Endometriosezysten).

Endometriose wurde oft als Ursache für ein Nicht-schwanger-werden-Können verantwortlich gemacht. Neuerdings vertreten bestimmte Mediziner die Meinung, dass es sich nur um einen „Zustand bei" Sterilität handelt. Man hat nachgewiesen, dass bei Bauchspiegelungen aus anderer Ursache bei jeder vierten Frau eine Endometriose bestand. Bei Frauen mit Kinderwunsch war jede zweite Frau betroffen.

Aufgabe des Eierstockes ist die Ausbildung sprungreifer Eibläschen und bei Befruchtung, die Umwandlung des gesprungenen Bläschens in ein, das schwangerschaftserhaltende Hormon Gestagen produzierenden Gelbkörper und die Herstellung des weiblichen Hormons Östrogen.

Bei einer Mangeldurchblutung des Eierstockes werden nicht mehr genügend Östrogene produziert. Es treten wechseljahrähnliche Beschwerden auf, wie Hitzewallungen. Die Regelabstände verkürzen sich oder die Periode bleibt aus, Depressionen entstehen.

Der wesentliche Unterschied zu Wechseljahren besteht jedoch darin, dass die Hirnanhangsdrüse dem Alter der Frau entsprechend arbeitet und auf diesen Östrogenmangel nicht mit einer verstärkten Produktion von einem die Östrogenbildung fördernden Hormons reagiert. Die gestörte Östrogenproduktion führt aber, wie bereits bei Scheide und Gebärmutter beschrieben, zu einer geringeren Schichtung der Scheidenschleimhaut mit Wundgefühl, zu Zwischenblutungen und zur Reizblase.

Eine degenerativ bindegewebige Umwandlung in bestimmten Unterbauchbereichen tritt auf, wenn die langjährige Unfähigkeit sich gegen die körperliche oder existenzielle Bedrohung zu wehren, aus eigener Kraft nicht bewerkstelligt werden kann, und der Körper die Mangeldurchblutung der jeweiligen Organe beibehält.

Durch die dauernde Unterversorgung mit Sauerstoff und den begleitenden Östrogenmangel kommt es zu verstärktem Bindegewebseinbau in der Scheidenhaut. Die Scheide wird enger, schlechter dehnbar und leichter verletzlich.

Die chronische Mangeldurchblutung der äußeren Scheide kann, wenn gleichzeitig eine Leber-Galle Funktionsstörung vorliegt (Klaster 4), zu juckenden, chronisch entzündeten, bindegewebig durchbauten Schamlippen führen (Lichen sklerosus, Kraurosis vulvae). Eine Entartung zu einem Vulvakarzinom (Krebs der äußeren Scheide) ist in diesen Fällen möglich. Deshalb sollten regelmäßige, ärztliche Kontrollen stattfinden. Diese Erkrankung ist in den meisten Fällen mit einer Leber- Galle- Funktionsstörung kombiniert.

Die dauernde Sauerstoffminderversorgung des Gebärmutterhalses lässt chronische, oft durch Humane Papilloma Viren (HPV) geschürte, schwere Entzündungen aufkommen, sogenannte Dysplasien, die als Krebsvorstufen bewertet werden müssen. Der jährliche Krebsabstrich wird kontrollbedürftig (Papanicolao IIID).

Die Gebärmuttermuskulatur ist in Form kleiner Knäuel aufgerollt. Diese eigenartige Anordnung der Muskelfasern erlaubt die ungeheure Ausdehnung der Muskelhülle in der Schwangerschaft. In der Rückbildungsphase nach der Geburt rollen sich die aufgespulten Fasern wieder zu weichen Strukturen zusammen. Kommt es nun aus obengenannten Gründen, zu einer Minderdurchblutung der Gebärmutter, so versucht diese, durch eine Vergrößerung der Muskelmasse, den durch Sauerstoffmangel bedingten Kraftverlust auszugleichen. Die Gebärmutter nimmt insgesamt an Größe zu.

Eine weitere Folge des Sauerstoffmangels kann sein, dass die oben beschriebenen Muskelknäuel in bindegewebige Kugeln umgewandelt werden, die dann, wie Sand im Getriebe, die Funktion der übergebliebenen intakten Muskulatur behindern.

Die Vermehrung der Gebärmuttermuskulatur, wie auch die bindegewebige Umwandlung der Muskelknoten nennt man Myombildung.

Myome sind harmlose Gebilde ähnlich Narben, ohne Tendenz jemals bösartig zu werden. Es besteht bei Beschwerdefreiheit kein Grund diese operativ zu entfernen. Mindestens jede dritte Frau hat Myome, ohne es zu wissen. Hat eine Frau von ihren Myomen nach einer Untersuchung beim Frauenarzt erfahren, wird diese oft, entweder durch den Gynäkologen selbst, durch Gespräche mit Freundinnen oder Bekannten verunsichert, sodass „ihr Unterbauch und ihr Myom" plötzlich für sie zum Zentrum der Gedanken werden. Beschwerden sind die unvermeidliche Folge. Myome müssen operiert werden, wenn die Gebärmutter Kindskopfgröße erreicht oder die Funktion der Gebärmutter dermaßen eingeschränkt ist, dass es zu starken und zu langen Regelblutungen oder Zwischenblutungen kommt oder durch die Größe Verdrängungserscheinungen, wie Druck auf Blase, Darm, Nerven oder Gefäße (Stauungen in den Beinen) entstehen. Myome sind immer mit einer Leberfunktionsstörung verbunden (siehe Klaster 4). Die Leber schafft es nicht mehr, alle anfallenden Östrogene zu abzubauen. Dieser Östrogenüberhang wirkt auf die Gebärmuttermuskulatur und veranlasst, sie zu wachsen. Die überschüssigen Östrogene bewirken zusätzlich aber auch noch ein verstärktes Schleimhautwachstum und dieses äußert sich wieder in einer längeren und stärkeren Periode.

Weitere typische Beschwerden bei Myomen oder bindegewebig durchbauter Gebärmuttermuskulatur sind leberstückartige Blutgerinnsel in der Blutung. Weil die Gebärmutter zeitweise zu schwach ist, das Blut herauszudrücken, gerinnt das Blut in der Gebärmutterhöhle und mit dem ersten Zusammenziehen der Gebärmutter landen die „Leberstücke" in der Scheide. Die gleiche Ursache hat folgendes Phänomen: die Regel kommt für einen Tag. Aufgrund der Kontraktionsschwäche ist die Gebärmutter für einen oder zwei Tage unfähig sich zusammenzuziehen – die Blutung bleibt aus. Am dritten oder vierten Tag setzt die Blutung wieder ein.

Kopf, Hals, Nacken, Bewegungsorgane

Kopf

Stirnkopfschmerzen

Hals, Nacken

Nackenspannung

Bewegungsorgane

kalte Hände und Füße,
Bandscheibe L4,L5,S1,
Schmerzen Innenfuß

Im Bereich der Wirbelsäule ist jedem Wirbelsegment ein Muskelsegment, ein Hautsegment und ein Organsegment zugeordnet. Treten unerwartet Probleme auf, die nicht lösbar scheinen oder werden alte Probleme neu aufgewärmt, entstehen die *Lowen'*schen Muskelpanzerungen. Bei existentiellen Problemen kommt es vor allem im Bereich der unteren Wirbelsäule zur Anhebung der Haut- und Muskelspannung. Die Wirbelkörper werden durch massive Muskelanspannung „zusammengenietet", um die Verletzbarkeit von außen über die schützende Muskelplatte einzuschränken. Hierdurch wird die Wirbelsäule im unteren Lendenwirbelsäulenbereich „eingefroren" und ihre Beweglichkeit dadurch massiv eingeschränkt.

Der Druck auf die Zwischenwirbelscheiben, die sogenannten Bandscheiben, nimmt so zu, dass eine leichte Fehlbewegung zur kurzfristigen Verlagerung der Bandscheibe und zur Nervenreizung, dem Hexenschuss führen kann. Die verminderte Durchblutung des Unterbauches ist bei normal- und untergewichtigen Frauen mit einer Verminderung der Hautdurchblutung im Beinbereich gekoppelt, die kalte Beine und Füße nach sich zieht. Dieses Kältegefühl überträgt sich vegetativ steuerungsbedingt auch auf die obere Extremität.

Bleibt die Muskelspannung langfristig erhöht, wird die Bandscheibe in Richtung Rückenmark abgedrängt, es resultiert der Bandscheibenvorfall meist in Höhe des letzten oder vorletzten Lendenwirbels und dem Kreuzbein.

Liegen chronische Verspannungen über dem Kreuzbein oder den Ileosacralgelenken (Darmbeinschaufel-Kreuzbein-Gelenke) vor, so können neben Bandscheibenproblemen im Bereich

Lendenwirbelkörper 5 / Kreuzbeinwirbel 1 Schmerzen im Verlauf des Dermatoms (die dem Wirbelsäulenabschnitt zugeordnete Hautzone) auftreten. Beim S1-Dermatom (S1 = 1. Kreuzbeinwirbel) wird häufig über Schmerzen im Bereich des Fußes (Innenrand), der Achillessehne (Schmerzen oder spontaner Riss) oder über einen Fersensporn geklagt.

Ein Halswirbelsäulen-Dermatom C1 (1. Halswirbel) gebunden an einen Abgang sensibler Spinalnerven zwischen Hinterhaupt und dem ersten Halswirbel existiert nicht. Hier gehen nur motorische Nervenfasern ab. Jedoch besteht eine sogenannte craniosacrale Kopplung. Beim craniosacralen System handelt es sich um ein halbgeschlossenes hydraulisches System, bei dem Kopf und Wirbelsäulenkanal bis hin zum Kreuzbein eine Funktionseinheit bilden. Hinterkopf und Kreuzbein sind wie zwei Zahnräder mit einem Keilriemen über die den Rückenmarkskanal auskleidende harte Hirnhaut verbunden. Die Bewegungen von Hinterhauptsbein und Kreuzbein sind daher gekoppelt und gleichsinnig.

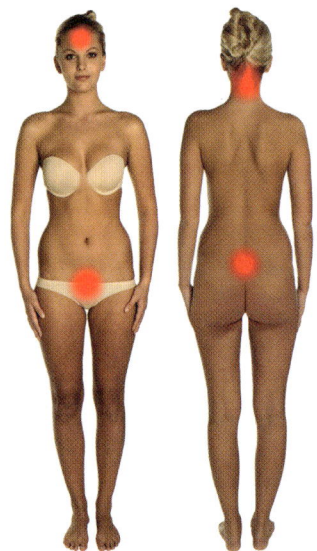 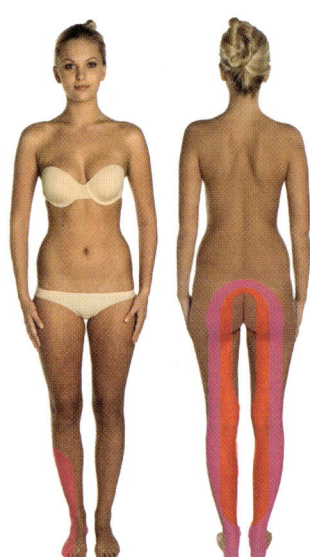

In der Regel treten nach stressreichen Arbeitstage Nackenschmerzen auf, die sich als Spannungskopfschmerzen über den Hinterkopf bis zur Stirn hin ausbreiten. Der Druck beginnt im Nacken zwischen dem 1. Halswirbel und dem Hinterhauptsbein. Von hier strahlt er in den mittleren Stirnbereich. Die dieser Verspannung vorausgehende Blockade befindet sich zwischen dem letzten Lendenwirbel und dem Kreuzbein. Sie kann aber auch das ganze Kreuzbein abdecken. Über die craniosacrale Kopplung wird der Impuls zum Halswirbel weitergeleitet.

Klaster-Stories

Ein Mädchen in der Mitte der Pubertät bemerkt, dass es eine sehr anziehende Wirkung auf Männer ausübt. Seine Attraktivität wird täglich im Flirt, Kokerterie usw. auf Wirksamkeit erprobt. Zur Verstärkung der Anziehungskraft schmückt sich das Mädchen mit ausgefallenem Schmuck, mit sehr modischer Kleidung und als Tüpfelchen auf dem i mit attraktiven Freunden und Freundinnen. Auf der Seite der Jungen ist es genauso. Die Partnersuche findet allein unter dem Aspekt „welcher Partner unterstreicht meine Persönlichkeit am besten" statt.
Hierdurch entsteht eine Partnerbeziehung, die über kurz oder lang schiefgehen muss. Das Mädchen will einen attraktiven Mann fürs Leben, der Mann will mehr als nur herumgezeigt werden. Irgendwann kommt es zum Bruch in der Beziehung. Das Mädchen fühlt sich verraten und verkauft, ihr Vertrauen wurde missbraucht.

*

Eine unauffällige junge Frau, die Geborgenheit in einer Partnerschaft sucht, fällt auf einen Macho herein, der die Gutmütigkeit der Frau auf das Gemeinste ausnutzt. Das Resultat ist das gleiche. Die Frau fühlt sich betrogen.
Dieser Vertrauensverlust kann in jedem Alter stattfinden. Vertrauensverlust in Partnerschaften findet auch statt durch körperliche Gewalt, durch Hintergehen, durch Zwang zur Abtreibung, durch Tod des Partners, durch unerfüllten Kinderwunsch und vieles andere mehr.
Lernt nun das attraktive Mädchen oder die unauffällige Frau ihren Traummann kennen, treten augenblicklich Zweifel auf:
Kann ich Vertrauen zeigen? Werde ich wieder enttäuscht? Darf ich mich binden oder falle ich wieder auf die Nase?

Um diesen Konflikt zu umschiffen, nimmt sie ihren Körper, im besonderen die Sexualität aus dem Spiel, d.h., ihr Unterbauch bekommt den Hahn abgedreht, Durchblutung und Sauerstoffversorgung werden in diesem Bereich gedrosselt, die Muskulatur wird angespannt.

Wenn bei Frauen in der Kindheit ein großer Leistungsdruck anerzogen wurde, wird dieser Leistungszwang bei vorausgegangenen schlechten existentiellen Erfahrungen oft in Richtung emanzipatorische Aktivität umgelegt. Man erkennt diese Frauen an der ihnen gemeinsamen farblosen Uniform, die die Weiblichkeit des Körpers vermummt:

weite Hosen, meistens Jeans, Überweite, Po und Bauch überdeckende, hochgeschlossene Pullis und, um einen eventuell noch sichtbaren Teil des Halses abzudecken, einen Seidenschal. Die Frisur ist kurz und glatt gehalten.

Die meisten der Frauen, die sich in einer dieser Entscheidungskrisen befinden, suchen ihren Frauenarzt auf, weil sie das Gefühl haben, an einem Scheidenpilz erkrankt zu sein.

Lernen diese Frauen nicht ihr Verhalten zu ändern, Vertrauen in den Partner zu zeigen und wieder an ihrer Körperlichkeit Freude zu haben, landen sie auf der oben genannten Krankheitsschiene. Mit Recht kann man fragen, ob es Frauen gibt, die trotz schlechter Erfahrungen im Partnerschaftsbereich noch nie Beschwerden bekamen und warum junge Mädchen, bei denen aufgrund ihres Alters schlechte Erfahrungen mit Partnern gar nicht vorliegen können, seit ihrer ersten Periode regelmäßig über Regelschmerzen klagen. Es ist anzunehmen, dass nur die Frauen auf der oben genannten Verhaltensschiene fahren, bei denen schon wesentliche Zeit vor der Pubertät eine negative Prägung stattgefunden hat.

Die Ängste um die eigene Körperlichkeit bleiben ein Leben lang bestehen, meistens unbewusst. Ich erinnere mich an eine ca. vierzigjährige Patientin, die als prägende sexuelle Verletzung angab, als Sechsjährige von einem gleichaltrigen Jungen an der Brust berührt worden zu sein. Ich glaube, dass die existentielle Bedrohung unter und kurz nach der Geburt zusammen mit dem sich dieser bedrohlichen Situation Ergeben zur entscheidenden Prägung für das spätere Leben wird. Spätere Prägungen durch Erziehung, Verlust von Bezugspersonen, Scheidung der Eltern, Missbrauch oder ähnliches, werden diese Kerbe in unserem Lebenslauf nur vertiefen und stabilisieren. Ähnliche Spiele gelten auch für Männer. Jedoch spielen hier mehr die existentielle Bedrohung und Unterdrückung durch Eltern, Partner und Chef, Arbeitssituationen usw. eine Rolle.

*

Ein achtzehnjähriges Mädchen verliebt sich in einen seiner Lehrer. Beide beschließen zu heiraten. Das Mädchen ist überglücklich. Der Hochzeitstermin wird festgelegt. Doch dieser platzt, da der

Verlobte vor der Trauung die junge Frau zwingen will, zu konvertieren und in seine Religionsgemeinschaft einzutreten. Die beiden trennen sich. Es vergehen vier Jahre. Die junge Frau geht während dieser Zeit keine neue Partnerschaft ein.

Nun lernt sie während eines Urlaubsaufenthalts den Mann ihrer Träume kennen. Die beiden verstehen sich auf Anhieb. Allerdings: Die junge Frau bekommt ihre Periode – und dann treten kolikartige Schmerzen auf; diese veranlassen den hinzugezogenen Arzt, seine Patientin mit Blaulicht in die nächste Klinik zu bringen. Sie verlässt die Klinik schon am nächsten Tag, da die Schmerzen nach krampflösenden Medikamenten nachließen und eine organische Ursache der Beschwerden ausgeschlossen werden konnte.

Was war passiert? Endlich hatte sie den Partner fürs Leben gefunden. Ihr Kopf schwelgte in den Freuden des „siebten Himmels". Wenn da nicht das Unterbewusstsein gewesen wäre: „Bist du sicher mit dem, was du da vorhast? Denk an deine letzte Partnerschaft! Das kann nur schiefgehen. Du wirst betrogen und alles ist noch schlimmer …" Der für die Fortführung der Existenz des Menschen zuständige Unterbauch wird blockiert.

Klasterpflaster Orange

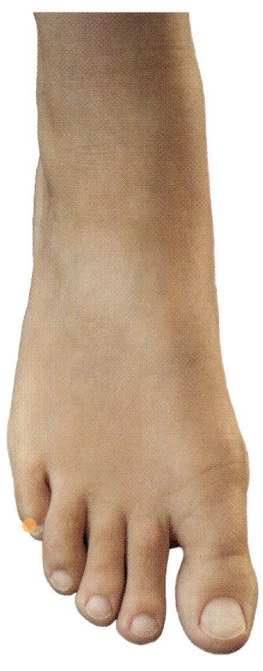 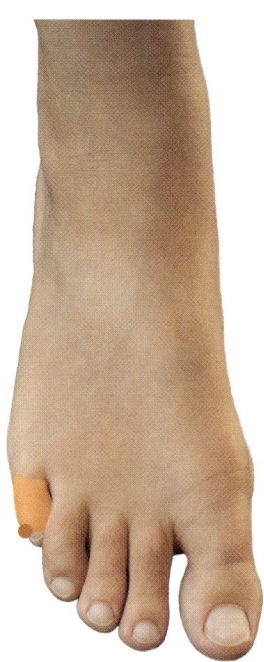

Die Klaster Kugel wird seitlich unterhalb des äußeren Nagelwinkels der kleinen Zehe platziert und mit einem ca. 10cm langem orangefarbenen Klasterflexband unter leichtem Zug
fixiert.

Klaster-Partner-Therapie

Beim ersten Klaster liegt die Hauptverspannungszone über dem Kreuzbein. Ein Taping-Gel wird über der Zone verstrichen und von unten seitlich der Dornfortsätze nach oben und dann in eine spannungsfreie, „gesunde Zone" einmassiert. Unter der Massage trocknet das Gel aus. Ist dies geschehen, dreht sich der Partner auf den Rücken. Beide Arme liegen neben dem Partner. Die Schultern liegen entspannt auf der Liege auf.

Sie umfassen mit Ihrer linken Hand (Armbanduhr und Schmuck wurden zuvor abgelegt) das Kreuzbein des Partners. Die rechte Hand liegt mit locker gespreizten Fingern, flächig im Kontakt mit der Haut, auf dem Schambein des Partners auf. Bei dieser aus der Craniosacraltherapie übernommenen Behandlung wird Wärme in den Bereich der paravertebralen Nervennetze gelenkt. In unserem Fall ist es das Netz, welches die Durchblutung im Unterbauch regelt (Plexus hypogastricus). Beim Halten sitzt der Behandler entspannt auf einem bequemen Hocker oder Stuhl und vermeidet bei sich jede unbequeme Fehlhaltung. Die linke Hand des Therapeuten umschließt das Kreuzbein. Sie halten so lange Bauch und Kreuzbein bis aus dem Bauch aufsteigende Wärme in Ihre Hand einflutet. Unter dieser Therapie treten beim Partner in der Regel verstärkt Darmgeräusche auf, die den Entspannungszustand des Partners unterstreichen und erwünscht sind. Das Halten weiterer Bereiche, wie Oberbauch und Herz kann jetzt bei Bedarf erfolgen.

Zusätzliche therapeutische Strategien

Wichtig ist, bis zum Eintritt der Beschwerdefreiheit, den Unterbauch, den unteren Rücken, Beine, Füße und vor allem die Fußsohlen warm zu halten.

Zur Unterstützung können vom Partner 10 cm lange Tapes auf 12 cm ausgezogen im Nacken und über dem Kreuzbein aufgebracht werden.

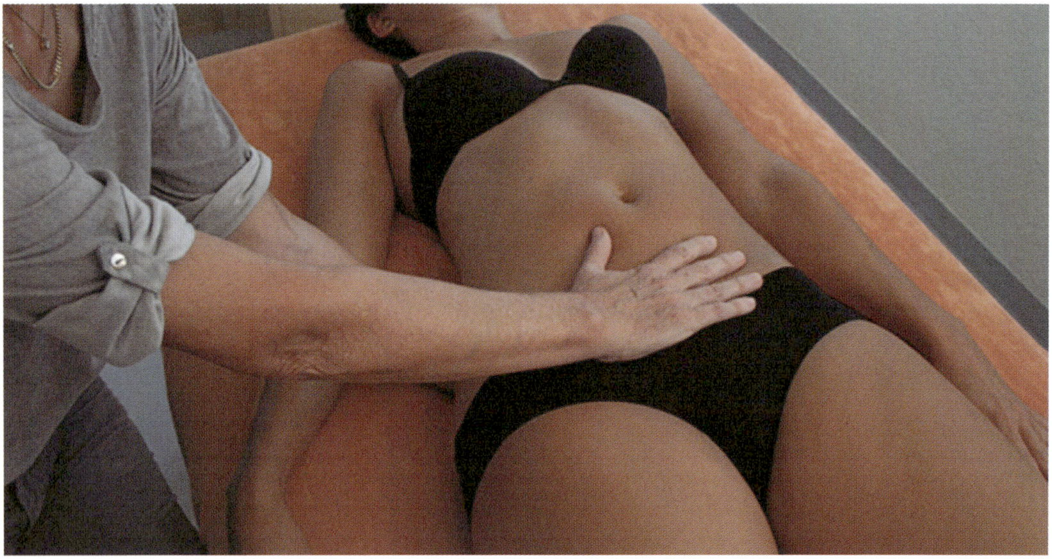

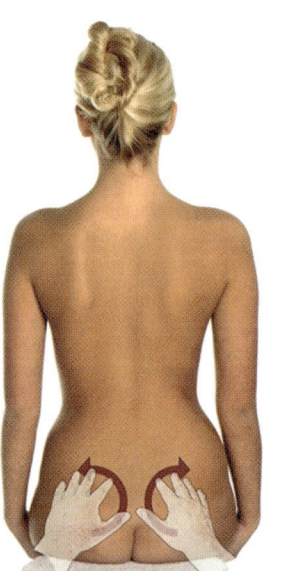

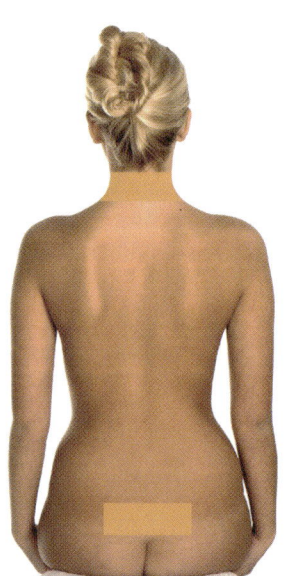

Ursache in Gegenwart und Vergangenheit

existentielle Bedrohung, Unfähigkeit, Leistung erbringen zu können

Psyche, Verhalten, Angst

Angst nicht mehr kompetent zu erscheinen, Zukunftsängste, Versagensängste

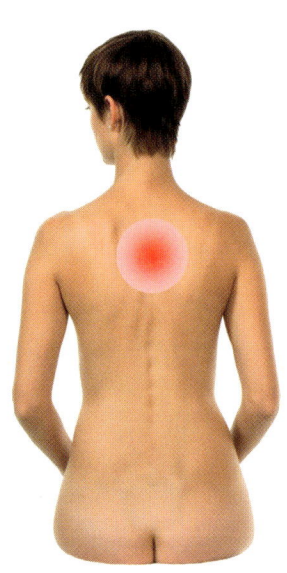

Ich schaffe das!

Kopf

Schmerz im linken Kiefernwinkel und links neben der Schilddrüse (Arzt aufsuchen!) Falte am Ohrläppchen

Bewegungsorgane

ausstrahlende Schmerzen in den linken Arm und den Kleinfingerbereich

Brustkorb

Engegefühl, Herzstolpern, Druck vor dem Herzen

Magen, Darm (Frau)

Sodbrennen und Oberbauchbeschwerden

Stoffwechsel, Hormone

Nitrosativer Stress

Blase, Niere, Urologie

Harndrang, Spannungsgefühl im Unterbauch

Klaster 2

mögliche Beschwerden und Auffälligkeiten

Ursachen in Gegenwart und Vergangenheit

Ursache in Gegenwart und Vergangenheit

existentielle Bedrohung, Unfähigkeit, Leistung er-bringen zu können

Auch bei diesem Klaster liegt mit hoher Wahrscheinlichkeit, wie beim Klaster 1, eine existenzielle Bedrohung um die Geburt oder in der frühen Kindheit vor. Die Ehe der Eltern ist auseinander gegangen. Der Vater ist früh gestorben oder der Vater ist eine zu schwache Persönlichkeit und die Mutter muss führen. Oder beide Elternteile sind sehr ehrgeizig und ganztägig berufstätig. Im Gegensatz zum Klaster 1 gibt sich das Kind in dieser Rolle nicht auf, sondern steuert dagegen. Aus dieser Situation heraus muss das Kind zur Unterstützung der Mutter die Position des Vaters oder sogar beider Elternteile übernehmen. Für Zärtlichkeit ist in dieser Familie keine Zeit.
Oder der Vater ist eine sehr starke und autoritäre Person. Er ist aufgrund eigener Prägung zu körperlicher Zuwendung, wie Schmusen, Streicheln, Kuscheln, nicht fähig. Zärtliche Gefühle werden vielmehr als Schwäche abgewertet.

In beiden Fällen muss die Tochter oder der Sohn, um Streicheleinheiten zu erhaschen, Leistung erbringen. Leistung für Liebe wird ihre Lebensdevise. Sie sind kleine Erwachsene, die nie Kind sein dürfen.

Es entsteht ein unterbewusster Hass auf den Vater oder die Position des Vaters, der alles bestimmen kann und darf, der die Kindheit geraubt hat, der die körperliche Zuwendung verweigert hat. Dieser Hass wird bei Frauen später auf alle Männer übertragen. Leitziel wird es im späteren Leben sein, alles besser zu machen als die Männer, immer vor den Männern zu sein und das Sagen zu haben.

Bei Männern besteht unterbewusst die enge Vater-Kind-Beziehung weiter: „Schau mal Vater, was ich geleistet habe! Bin ich nicht ein braver Junge!? Du musst stolz auf mich sein!" Auch wenn diese Worte nie direkt ausgesprochen werden. Workaholics sind in dieser Gruppierung eher die Regel. Wird ein Leistungsdruck erzeugt, dem das Kind nicht ausweichen kann, muss es lernen, Leistung zu erbringen. Merkt es, dass es Leistung erbringen kann, wird es stolz auf den Körper sein, der diese Leistung erbringt. Es gewinnt deutlich an Körperbewusstsein und bringt dieses ins Spiel ein.

Psyche, Verhalten, Angst

Psyche, Verhalten, Angst

Angst nicht mehr kompe-
tent zu erscheinen,
Zukunftsängste,
Versagensängste

Die Themen, um die es hier geht sind Existenz, Leistung, Führung, Kompetenz. Im Gegensatz zu Klaster 1 bestimmt hier im Verhalten die aktive Abwehr, nicht der Rückzug das Bild. Ausgelöst wird dieses Verhalten durch Ängste. Die Angst, nicht mehr kompetent zu erscheinen, Zukunftsängste. Versagensängste begleiten in der Regel die existentiellen Bedrohungen der Vergangenheit in die Gegenwart. Konzentrationsstörungen, geistige Unruhe, Einschlafstörungen bis nachts 1 Uhr und Gemütsstörungen kommen hinzu. Störungen des Langzeitgedächtnisses sind keine Seltenheit.

Brustkorb

Brustkorb

Engegefühl
Herzstolpern
Druck vor dem Herzen

Engegefühl, Herzstolpern, Druck über dem Herzen, manchmal das Gefühl ein zu enges T-Shirt zu tragen, hängen mit einem Nervengeflecht (Plexus cardiacus) zusammen, welches vor dem 3. und 4. Brustwirbel liegt und unter anderem für die Steuerung der Herzfrequenz und der Gesichtsdurchblutung zuständig ist. Kennzeichnend für eine Störung in diesem Segment ist eine Verspannung zwischen den Schulterblättern in Höhe des 3. und 4. Brustwirbels.

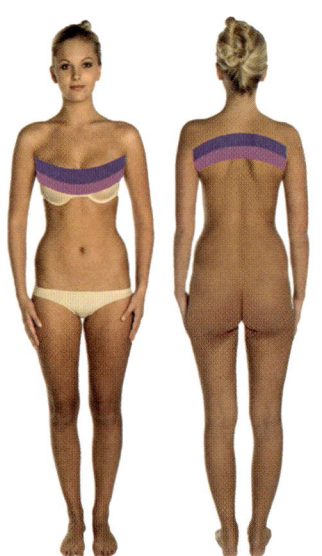
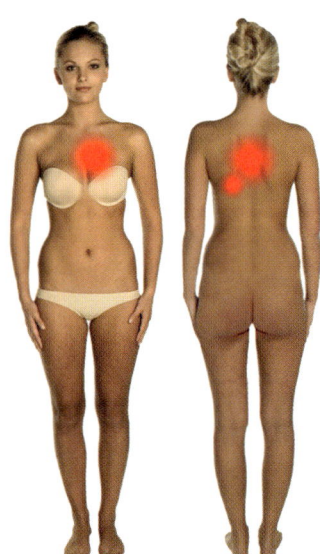

Blase, Niere, Urologie

Blase, Niere, Urologie

Harndrang, Spannungsge-
fühl im Unterbauch.

Ein Nachlassen der Herzkraft führt in der Regel dazu, dass das Herz nicht mehr fähig ist, eine genügende Zirkulation des Blutes zu gewährleisten. Eine der Folgen ist, dass bei stehender oder sitzender Position der zunehmende Druck der Blutsäule in Beinen und Unterbauch vom Herzen nicht mehr ausgeglichen werden kann und Blutflüssigkeit (Wasser) ins Gewebe abgedrückt wird (Ödeme). Erst in der liegenden Position reicht die Herzkraft aus, um das aus dem Gewebe zurückströmende Wasser aus den Beinen abzupumpen und, da jetzt im Überschuss vorhanden, über die Niere auszuleiten. Die Folge ist ein abendlicher und nächtlicher Harndrang und Blasendruck.

Bewegungsorgane

Bewegungsorgane

ausstrahlende Schmerzen
in den linken Arm und den
Kleinfingerbereich

Sodbrennen (vor allem bei Frauen) oder krampfartiger Druck in der Herzgegend und oft hinter dem Brustbein. Ausstrahlung der Schmerzen häufig in beide Brustkorbseiten, aber auch in beide Schultern und Oberarme, in den Oberbauch und Rücken, über den Hals bis hin zum Unterkiefer. In den ganzen linken Arm bis in die Hand. Sie können auch zwischen den Schulterblättern und in der Magengegend auftreten.

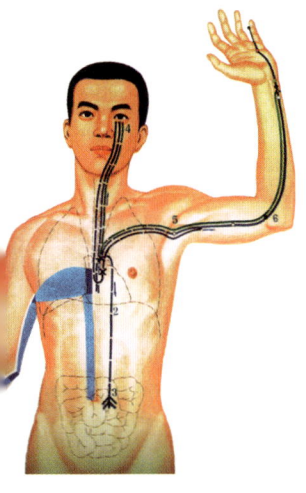

Mit der westlichen Medizin lassen sich die Ausstrahlungen nicht erklären. Erklärungshilfen finden sich in der traditionell chinesischen Medizin, wenn wir den „inneren und äußeren Meridianverlauf" des Herz- und des Herzbeutelmeridians betrachten. Hier erklärt sich auch die Korrelation zwischen der Verkalkung der Netzhautgefäße und der Herzkranzgefäße.

Kopf

Kopf

Schmerz im linken Kiefernwinkel und links neben der Schilddrüse
(Arztaufsuchen!),
Falte am Ohrläppchen

Eine eingeschränkte Durchblutung der Herzkranzgefäße äußert sich als Schmerz oder Druck im linken Kiefernwinkel und links neben der Schilddrüse. Wie auf der Abbildung zu sehen ist, entspricht dieser Schmerzverlauf dem Verlauf eines divergenten Ausläufers des Kreislauf-Sexualität Meridians, der auch unter der Bezeichnung Perikard-Meridian bekannt ist.

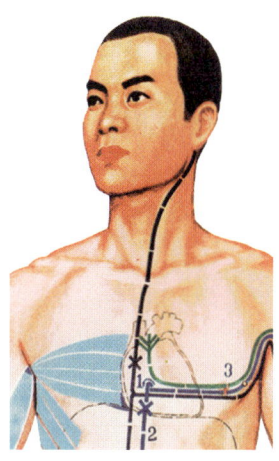

Die bei Koronar-Patienten häufig zu findende Falte oberhalb des Ohrläppchens scheint ebenfalls mit dem Ausläufer des Herzbeutelmeridians zusammenzuhängen.

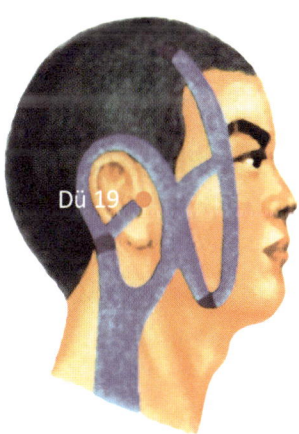

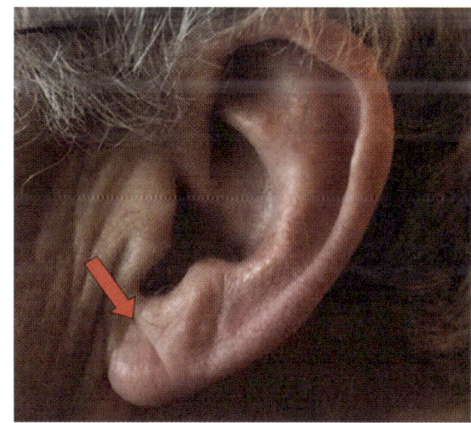

Stoffwechsel, Hormone

Der Stoff Stickstoffmonoxid wird Ihnen wahrscheinlich relativ wenig sagen. Er ist identisch mit Nitrolingual oder Viagra, deren Wirkung darauf beruht, dass sie Stickstoffmonoxyd im Körper abgeben. Stickstoffmonoxid (NO) führt zur Gefäßerweiterung und damit zur Durchblutungssteigerung. Der Körper nutzt diese Eigenschaft zu seinen Gunsten aus. Das hört sich auf der einen Seite recht erfreulich an, wenn da nicht die Nebenwirkungen wären.

Die Bildung von zu viel NO wird ausgelöst durch Infektionen, psychischen und physischen Stress, Umweltgifte, nitratreiche und vor allem kohlenhydratreiche Ernährung. Der Körper wehrt sich sozusagen und will durch erhöhte Durchblutung den Abbau, Umbau, also die Entsorgung dieser Stoffe und Zustände beschleunigen. Die Bildung des NO erfolgt über vier in der Wirkung ähnliche Enzyme in den Zellen des Immunsystems, in den inneren Gefäßwänden, in den Nervenzellen und in den Mitochondrien (das sind kleine Kraftwerke in unseren Zellen).

Bei Dauerstress, chronischen Erkrankungen und dauernder Belastung mit Giftstoffen kippt dieser Mechanismus und es kommt zu massiven Nebenwirkungen in diesen vier Bereichen:

bei stressbedingter Insulinresistenz wird der durchblutungssteigernde Mechanismus gekappt und die anfangs verstärkte Durchblutung wechselt in Minderdurchblutung.

Bei übermäßiger NO- Bildung wird das zellschädigende und krebsauslösende Peroxinitrit gebildet.

Der Stoffwechsel der Mitochondrien wird unterbrochen und die Zellen sterben ab. Die Zelle geht deshalb auf ein in effektives Notprogramm zur Energiebeschaffung über, der anaeroben Glykolyse. Diese löst eine vermehrte Zellteilung mit der Folge möglicher Krebsentwicklung aus. Nicht verwertbare Glucose wird in LDL-Cholesterin und CRP (c-reaktives Protein umgewandelt). Entzündungsstoffe wie Histamin werden verstärkt gebildet und lösen selbst wieder eine gesteigerte Bildung von NO aus. Gefäßzellen sterben ab und es kommt zur Arteriosklerose und durch nun fehlende Elastizität der Gefäße zum Anstieg des Blutdrucks.

Im Immunsystem wird die zelluläre Abwehr stimuliert. Autoimmunkrankheiten und rheumatische Erkrankungen sind die Folge. Im Nervensystem wird die Entstehung von Alzheimer, Parkinson und amyotroper Lateralsklerose gebahnt.

Klaster-Stories

Als Kind wurde Hans G. auf Leistung getrimmt. Er musste im Haushalt mithelfen und trug einen großen Teil Verantwortung im täglichen Ablauf. Die Eltern waren beide berufstätig, sonst hätten sie die Familie nicht ernähren können. Abends, wenn sie von der Arbeit kamen, fielen sie müde und erschöpft in die Wohnzimmersessel und entspannten sich vor dem Fernseher. Zum „Knuddeln" war da wenig Zeit. Die einzige Möglichkeit für Hans, sich Zuwendung zu holen, war die, Leistung zu zeigen und darüber zu sprechen. „Papa, Mama schaut mal, hab' ich das nicht gut gemacht? Bitte streichelt mich dafür, ich habe es verdient." Das waren die Gedanken, die der Kleine im Kopf hatte. Er wurde erwachsen, die Eltern starben. Inzwischen arbeitete er in der Autoproduktion. Das erlernte Prinzip blieb das gleiche: Anerkennung gegen Leistung. Jetzt waren es nicht mehr die Eltern, es waren die Vorgesetzten, die Leistung erwarteten. Hans war zufrieden, solange er Arbeit hatte. Allerdings, das Herz machte ihm zu schaffen: Herzjagen und ein paar Aussetzer zwischendurch. Aber wer hat das nicht?! – Die Zeiten wurden schlechter und im Alter von 52 Jahren wurde er in den vorzeitigen Ruhestand abgeschoben. Es war niemand mehr da, für den er Leistung erbringen konnte. Er war gerade drei Monate in Rente, als ein Herzinfarkt ihn heimsuchte.

Was war passiert? Es war wieder dieser Muskelgürtel, dieser instinktive Schutz, der das Leben aufrechterhalten sollte. Diesmal waren es nicht die Fortpflanzungsorgane, die geschützt werden mussten, sondern der Lebensmotor, das Herz. Nur hat unser Unterbewusstsein leider bis heute nicht begriffen: Wenn man einen Panzer um das Herz zieht, bleibt die Durchblutung des Herzens auf der Strecke. Und das kann bei dem hohen Sauerstoffverbrauch dieses Muskels auf Dauer tödlich sein.

Die Menschen aus dem zweiten Klaster zeigen betonten Körpereinsatz. Sie unterstreichen ihren Körper, indem sie sich modisch kleiden, Make up auflegen. Gleichzeitig täuschen sie aber durch diese Maßnahme falsche Tatsachen vor: Sie verkleiden und vertuschen den wahren Körper und legen eine Maske auf. Durch ihre Art sich zu bewegen, zu gehen, zu blicken, zu lachen, verstehen sie, auf sich aufmerksam zu machen und haben gelernt, für jede Situation ein gezieltes Rollen-spiel ablaufen zu lassen. Durch ihre Ausstrahlung, ihren Charme und ihr Auftreten versuchen sie andere zu fesseln und an sich zu binden.

Dahinter steckt oft die Suche nach der Liebe, die sie als Kind nicht erhalten haben. Zuwendung gegen Leistung, das war das tägliche Tauschgeschäft ihrer Jugend. Sie waren kleine Erwachsene mit großer Eigenverantwortung, die für andere da zu sein hatten. Jetzt wo sie groß geworden sind, stehen sie immer noch unter dem Druck, Leistung erbringen zu „müssen", immer kompetent sein zu „müssen", immer hilfsbereit sein zu „müssen", usw. Sie haben inzwischen verlernt, Liebe geben oder annehmen zu können.

Ihr Körper, ihr Tun, sind einfach nur noch Vermittler, für das Gefühl, zur Kenntnis genommen, gebraucht oder akzeptiert zu werden. In dieser Gruppe von Menschen finden wir rigide oder hysterische Tendenzen.

Typen, die in dieses Klaster passen, wären unter anderem der passiv-feminine smarte Typ mit Neigung zu Hoffnungslosigkeit und Verzweiflung, Angst vor Homosexualität. Ihm fehlt jegliche Beziehung zur Realität. Er ist unsicher im Handeln, hat Schwierigkeiten, Gefühle zu äußern, kann in der Partnerbeziehung nur der Vater oder das Kind sein. Zur Partnerin wählt er häufig den koketten Typ von Frau oder die Macherin, da diese die gleichen Schwierigkeiten in der Partnerbeziehung haben.

Alle drei Typen brauchen im Grunde zwei Partner: einen für die Sexualität, die als Leistungs-beweis gilt, und einen für die Liebe und das Schmusen. Probleme treten auf, wenn dieser Typ durch sein Umfeld abgelehnt wird.

Dann der Macher mit geringen Aggressionsanteilen. Er reagiert nur, wenn er angegriffen wird, ist immer ruhelos mit hohem Arbeitsdrang, neigt zur Frustration, hat Angst zu scheitern oder Angst vor Kompetenzverlust, zeitweise besteht Herzangst. Er agiert selbständig, führt, ist kalt und unbeugsam in seiner Handlung, entwickelt großen Ehrgeiz, neigt aber auch zu Minder-wertigkeitsgefühlen und verdrängt Emotionen. Krankheiten treten auf, wenn er Kompetenz und Kontrolle entzogen bekommt.

Dann die zu hysterischen Reaktionen neigende kokette Frau mit geringem Aggressionsanteil. Sie kann sich nicht selbst verteidigen, will durch ihr Auftreten sexuell provozieren, blockt aber in dem Moment ab, indem sie ihr Ziel erreicht. Sie ist ruhelos, hat oft das Gefühl, nicht beachtet zu werden, hat Angst sich in der Sexualität eigenen Gefühlen hinzugeben. Sexualität dient ihr nur zur Schuldzuweisung gegen den Mann. Störungen treten auf bei drohender Abhängigkeit und Gebundenheit.

Klasterpflaster Rot

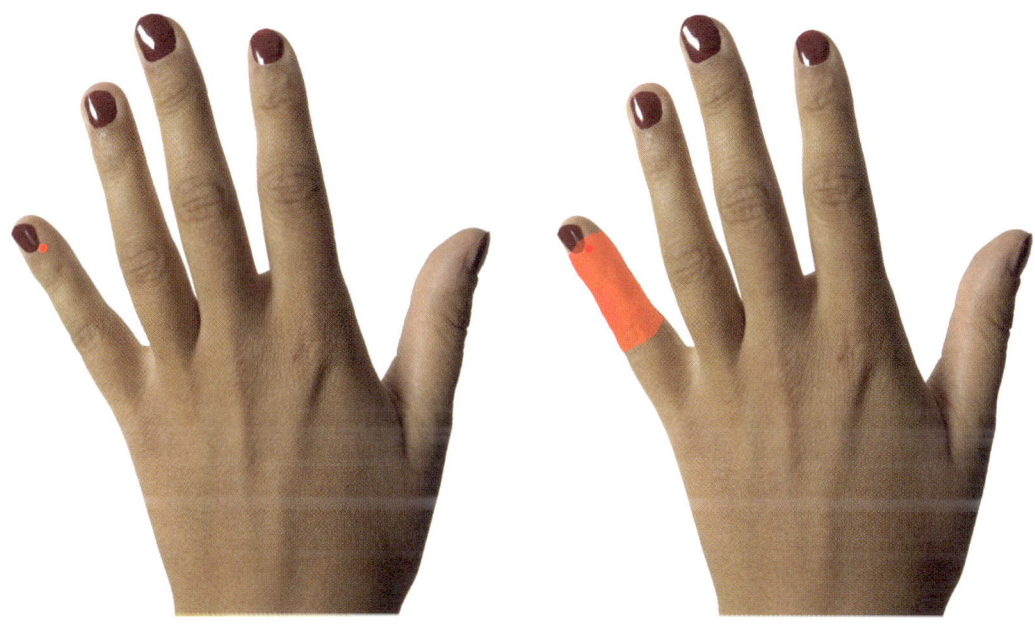

Die Klaster Kugel wird seitlich unterhalb des inneren Nagelwinkels des kleinen Fingers platziert und mit einem ca. 10 cm langem, rotem Klasterflexband unter leichtem Zug fixiert.

Klaster-Partner-Therapie

Beim zweiten Klaster liegt die Hauptverspannungszone zwischen den Schulterblättern in Höhe des dritten und vierten Brustwirbels.

Ein Taping-Gel wird über der Zone verstrichen und von unten seitlich der Dornfortsätze nach oben und dann in eine spannungsfreie, „gesunde Zone" einmassiert.

Sind die verspannten Zonen massiert, besonders die über der Brustwirbelsäule, und das Gel eingetrocknet, dreht sich der Partner auf den Rücken. Beide Arme liegen neben dem Partner. Die Schultern liegen entspannt auf der Liege auf.

Sie umfassen mit Ihrer linken Hand (Armbanduhr und Schmuck wurden zuvor abgelegt) die obere Brustwirbelsäule des Partners. Die rechte Hand liegt mit locker gespreizten Fingern, flächig im Kontakt mit der Haut, über der Mitte der Brust des Partners auf. Bei dieser aus der Craniosacraltherapie übernommenen Behandlung wird Wärme in den Bereich der paravertebralen Nervennetze gelenkt. In unserem Fall ist es das Netz, welches die Durchblutung im Brustraum und die Gesichtsdurchblutung regelt (Plexus cardiacus). Beim Halten sitzen Sie als Behandler entspannt auf einem bequemen Hocker oder Stuhl und vermeiden bei sich jede unbequeme Fehlhaltung.

Sie halten so lange Brustwirbelsäule und Brust bis aus der Brust aufsteigende Wärme in die Hand einflutet. Unter dieser Therapie treten beim Partner in der Regel verstärkt Darmgeräusche auf, die den Entspannungszustand des Partners unterstreichen und erwünscht sind. Das Halten weiterer Bereiche, wie Oberbauch und Unterbauch kann jetzt bei Bedarf erfolgen.

Zusätzliche therapeutische Strategien

Wichtig ist bis zum Eintritt der Beschwerdefreiheit, den oberen Rückenbereich warm zu halten. Die Schultern beim Liegen fallen zu lassen. Zur Unterstützung können vom Partner zwei 10 cm lange Tapes auf 12 cm ausgezogen zwischen Schulterblättern und Wirbelsäule beidseits geklebt werden.

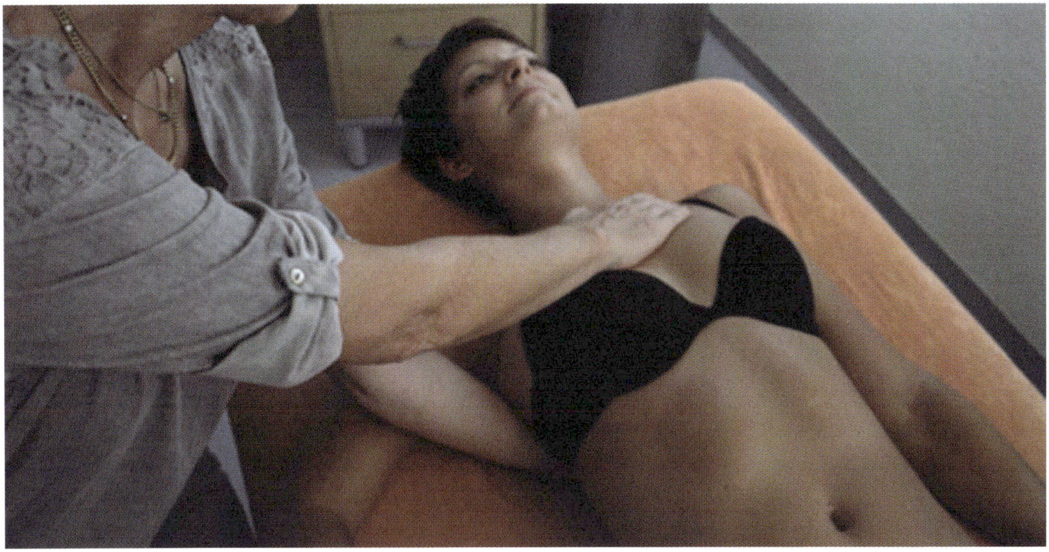

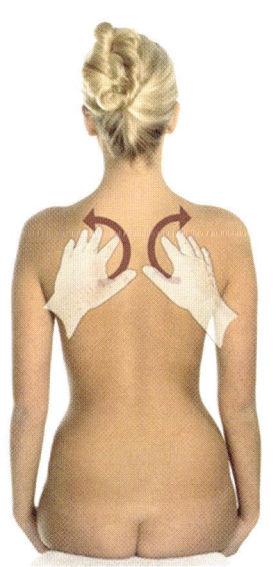
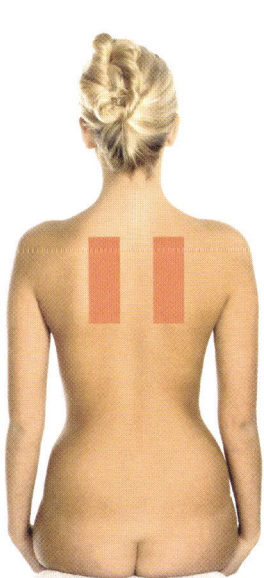

Ursache in Gegenwart und Vergangenheit

fehlende Zuwendung in der Schwangerschaft, erzwungene Unterordnung

Psyche, Verhalten, Angst

Angst vor Harmonie verlust, lavierte Depression

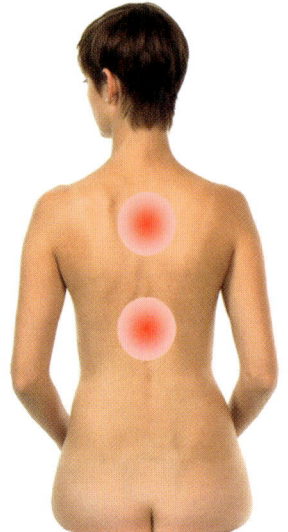

Gönnt mir ein wenig Ruhe, „ihr Lieben"!

Kopf

Schläfenkopfschmerzen, Lachfältchen

Bewegungsorgane Leisten

Schmerzen über den Leisten

Brustkorb

Brustdrüsenspannung vor der Periode, Brustknoten und Brustzysten

Stoffwechsel, Hormone

erhöhte Stresshormonbildung (Prolaktin)

Unterbauch Frauen

Eierstockzysten, polizystische Ovarien

Klaster 3

mögliche Beschwerden und
Auffälligkeiten

Alle Beschwerden auf einen Blick

Neigung zu Depression, Herzjagen, Herzstolpern, Verspannungen zwischen den Schulterblättern, die in Achsel, Brust und Brustdrüse ausstrahlen; Schläfenkopfschmerzen, Leistenschmerzen, prämenstruelles Syndrom, Verspannung im Bereich der Brustwirbelkörper 11 bis Lendenwirbelkörper 1 und Brustwirbelkörper 3 bis 4. Erhöhter Prolaktinspiegel, Ausbleiben des Eisprungs, unregelmäßige Periode, Schilddrüsenüberfunktion, Milchfluss; die Brust spannt; Gefühl, zu enge T-Shirts zu tragen.

Ursachen in Gegenwart und Vergangenheit

> **Ursachen in Gegenwart und Vergangenheit**
>
> fehlende Zuwendung in der Schwangerschaft, erzwungene Unterordnung

Häufig wird die Schwangerschaft im zweiten Drittel von der Mutter nicht ausgelebt. Die positive Beziehung zum Kind fehlt, da oft andere Probleme den Tagesablauf bestimmen. Es fehlt die Kommunikation mit dem Kind.

Eine weitere Prägungsmöglichkeit: Das Kind wird in einer chaotischen Familie groß, in der es sich bei Auseinandersetzungen zurückzieht, weil es den Lärm und den Streit der Eltern und der Geschwister nicht erträgt.

In der Gegenwart wird dieses Klaster reaktiviert über ein Abhängigkeitsverhältnis, dem man sich nicht entziehen kann und in dem man der Unterlegene ist. Sei dies die Abhängigkeit von dem streitsüchtigen Partner, der nicht zu ertragenden Schwiegermutter, dem cholerischen Arbeitgeber, den pflegebedürftigen, senilen Eltern. In jedem dieser Fälle erscheint dem Betroffenen ein sich Wehren sinnlos.

Psyche, Verhalten, Angst

Psyche, Verhalten, Angst

Angst vor
Harmonieverlust,
larvierte Depression

Diese Menschen haben in der Kindheit gelernt, Konflikte zu meiden. Ein Angriff auf die eigene Person und Persönlichkeit wird ohne Gegenwehr ertragen. Eine Kommunikation verläuft immer zur Zufriedenheit des Gegenübers. Zwischenmenschliche Harmonie ist das höchste Ziel, um nicht erneut im Chaos der Kindheit zu enden.
Die Folgen sind Angst vor der Zerstörung einer Beziehung, Angst, nicht mithalten zu können, Angst, andere im Gespräch zu verletzen, Harmoniezwang und charmante Unterwürfigkeit. Die vorhandene Depression wird nicht nach außen getragen.

Brustkorb, Stoffwechsel, Hormone

Brustkorb

Brustdrüsenspannung vor der Periode, Brustknoten und Brustzysten

Stoffwechsel Hormone

erhöhte Stresshormonbildung (Prolaktin)

Im Hypohysenbereich wird das Stress-Hormon Prolaktin gebildet. Der Anstieg dieses Hormons ermöglicht nach der Schwangerschaft die Milchbildung in den Brüsten. Außerhalb der Schwangerschaft löst es in Stressphasen bei der Frau vor der Periode eine schmerzhafte, Wassereinlagerung in die Brust und bei langfristiger Stressbelastung auch Knoten- und Zystenbildung im

Brustgewebe aus. Der Eisprung bleibt aus, die Periode wird unregelmäßig. Bei hohem Dauer-stress kann es zum Milchfluss aus den Brustwarzen kommen.

Um dieses Segment zu schützen, bildet der Körper gleichzeitig eine segmentale Muskelpanzerung im dritten und vierten Segment der Brustwirbelsäule direkt über dem Herzgeflecht vor der mitt-leren Brustwirbelsäule. Herzjagen, Herzstolpern, Verspannungen zwischen den Schulterblättern, die in Achsel, Brust und Brustdrüse ausstrahlen, sind weitere Folgen.

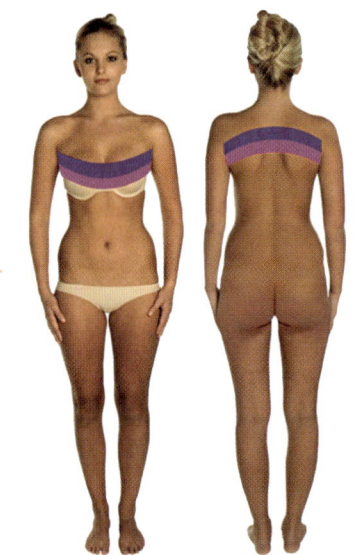

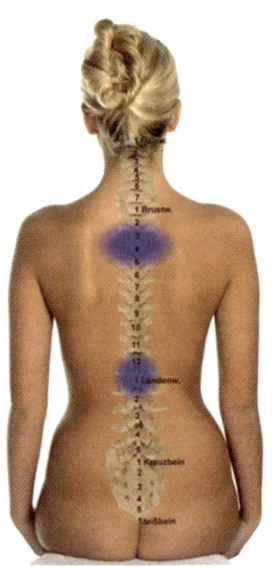

Prolaktin verhindert wie gesagt den Eisprung. Wenn Eibläschen aber heranwach-
sen, ohne dass das Bläschen platzt, kommt es
zur Vergrößerung dieser Bläschen (Follikel),
die bei einem Durchmesser über 3,5 cm als
Zyste bezeichnet werden. In der Regel findet
man in dieser Stresssituation viele Eibläschen
vor, die sich unter der dünnen Haut des Eier-
stocks zu einer Perlenkette aufreihen (PCO,
PCOS, Syndrom der polizystischen Ovarien)

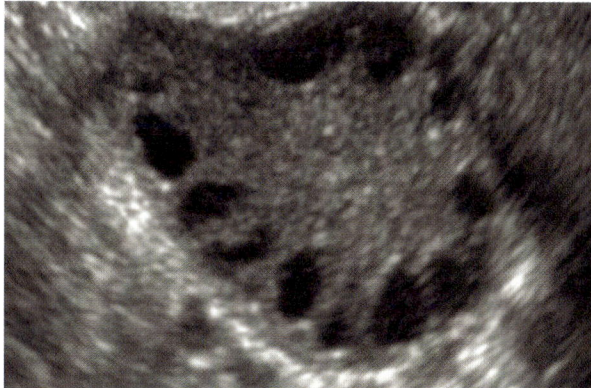

Kopf

Kopf

Schläfenkopfschmerzen,
Lachfältchen

Wenn ein Mensch unter Dauerstress steht, schüttet er verstärkt Stresshormone aus. Gesteuert
wird diese Ausschüttung über die Hirnanhangsdrüse, die bei Überlastung Schmerzen in ihre
Reflexzone im Schläfenbereich projiziert. Zeitweise treten auch Schmerzen in der Stirnmitte
direkt vor der Hypophyse auf.

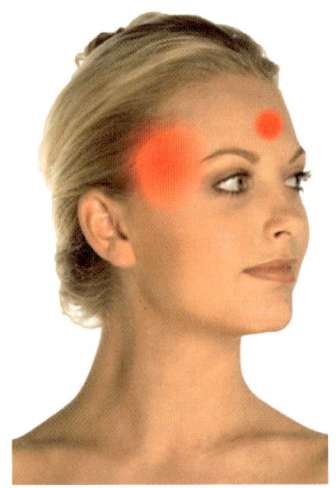
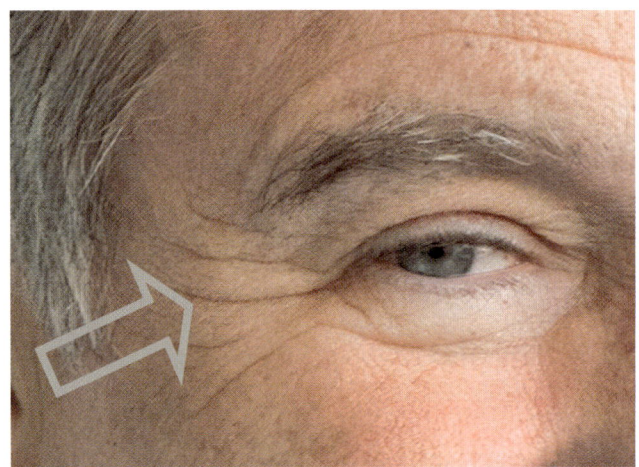

Ein typisches körperliches Merkmal dieses Klasters sind die Lachfältchen. Da jede Reaktion selbst bei Aggression der Gegenseite mit einem Lächeln quittiert wird, graben sich diese Fältchen im Laufe des Lebens seitlich der Augen in das Gesicht der betreffenden Person ein. Es gibt den wunderbaren Spruch, dass mit 30 Jahren jeder für sein Gesicht verantwortlich ist. Hier mag es stimmen. Wir finden diese Fältchen in der Regel bei Personen, die mit bester Laune auftreten, ihre Depression aber nie nach außen tragen.

Bewegungsorgane, Leistenbereich

Psyche, Verhalten, Angst

larvierte Depression

Bewegungsorgane, Leisten

Schmerzen über den Leisten

Das Hauptmerkmal dieses Klasters ist, wie bereits erwähnt, der Dauerstress. Die Nebenniere kommt nicht zur Ruhe und bildet auf Anweisung der Hirnanhangsdrüse verstärkt die Stresshormone Cortisol und Adrenalin. Irgendwann kippt diese physiologische Überfunktion aufgrund der chronischen Überlastung in eine unphysiologische Unterfunktion. Der Minimalantrieb dieser Menschen wird durch die nun fehlenden Stresshormone verhindert und die Person rutscht in eine versteckte Depression. Versteckt (larviert) deshalb, weil diese vor dem Umfeld verborgen wird. Die oder der Betroffene wirkt immer noch an seinem Umfeld interessiert und geht auf dessen Probleme ein.

Der Körper versucht in diesem Zustand, die überlastete Nebenniere zu schützen und baut in den Segmenten Brustwirbelkörper 12 / Lendenwirbelkörper 1 einen dicken Muskelpanzer um diese herum. Die Folge ist, dass bei psychischer Belastung im auslaufenden Segment, d.h. über der Leiste in der Regel punktuelle, stechende Beschwerden auftreten.

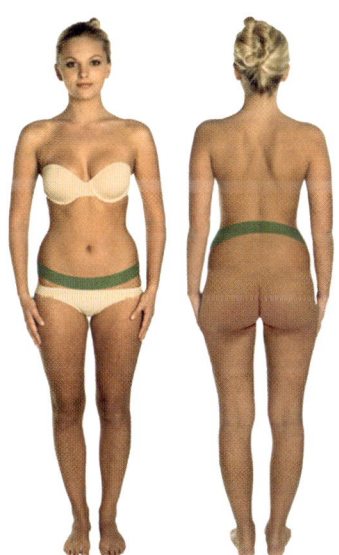
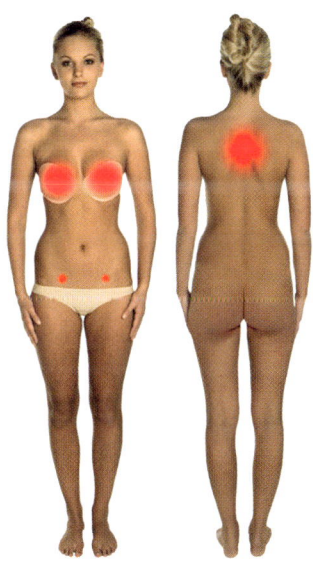

Klaster-Stories

Auf dem Land wohnen alle Familienangehörigen häufig noch unter einem Dach zusammen. Es ist eine gute, alte Tradition. Wenn da nicht ein kleiner, nicht zu umgehender Umstand wäre, der in der Vielzahl der Fälle zur Katastrophe führt.

Kevin ist 24 Jahre alt. Er arbeitet auf dem Hof seiner Eltern und unterstützt diese, wo er nur kann. Dann kommt es, wie es kommen muss. Bei der Geburtstagsfeier seines Freundes lernt er eine bezaubernde Jurastudentin kennen. Kevin ist glücklich und beschließt, sie zu heiraten. „Mein Gott, eine Jurastudentin, was kann die uns schon auf dem Hof helfen?! Die ist sich doch viel zu schade dafür, die Finger dreckig zu machen ..." So die Schwiegermutter.

„Ich lasse mir von deiner Mutter doch nicht vorschreiben, wie ich mich zu verhalten habe und was ich auf dem Hof tun muss. Und schlag dir auf jeden Fall aus dem Kopf, dass ich mein Studium deiner Mutter zuliebe abbrechen werde!" So die Schwiegertochter. Die Fronten sind klar gezogen, der Krieg kann beginnen. Eine wird verlieren. Dazwischen der zwangsläufig unparteiische Sohn: „Ja, Mama, du kennst sie doch ... – Ja, Schatz, so ist sie halt, du wirst sie nicht mehr ändern ..." Die Jahre vergehen. Die Schwiegertochter hat es schon lange aufgegeben, sich zu wehren. Brustkrebs nimmt ihr das Leben.

Was ist passiert? Ähnlich wie beim Herzinfarktpatienten schützt sich die Schwiegertochter mit einer Verspannung im Bereich der oberen Brustwirbelsäule. Sie „buckelt". Sie sieht keinen Sinn darin, sich zu wehren: „Die Alte will doch immer recht behalten. Also halte ich den Mund, füge mich meinem Schicksal und führe so ein ruhigeres Leben." Die Verspannung schränkt jedoch die Durchblutung in beiden Brüsten ein. Das sogenannte prämenstruelle Syndrom mit Brustspannung, Wassereinlagerung, Schlechtlaunigkeit geht voraus, dann folgen Zysten und Knoten in der Brust und schließlich der Krebs.

*

Ein Mädchen wird in einer Familie groß, in der dauernder Streit und Unfrieden herrschen. Um den Aggressionen aus dem Weg zu gehen, ergibt es sich dieser Situation und versucht, wo es nur kann, zu vermitteln und auszugleichen. Das Kind lernt Gefühle, wie Angst, Sehnsucht und Traurigkeit zu unterdrücken.

Aus der Jugendlichen wird eine von allen geliebte und geachtete Mitbürgerin. Geliebt und geachtet, weil sie es wundervoll versteht, immer gute Laune vorzutäuschen, die eigene Persönlichkeit völlig in den Hintergrund zu stellen und bei aufkommenden Meinungsverschiedenheiten ist sie der Meister des Schlichtens.

Ihr Wahlspruch fürs Leben: Immer nur lachen immer vergnügt, aber wie es drinnen aussieht, geht niemand was an. Jede eigene Meinungsäußerung wir entschuldigend mit einem Lachen quittiert, um diese im Kern zu entkräften.

*

Im dritten Klaster gibt es Leute ohne Rückgrat, ohne eigene Persönlichkeit, die um des lieben Friedens willen sich allem und jedem unterordnen und unterwerfen. Sie zeigen keine Persönlichkeitsausstrahlung, es sind die ergebenen Sklaven, die allen alles recht machen wollen, die energiemäßig an der eigenen Substanz zehren und die immer einen Herrn brauchen, der ihnen eigene Entscheidungen abnimmt. Sie leben in der Persönlichkeit dieses Herrn. Dessen Erfolge sind ihre Erfolge, dessen Niederlagen sind ihre Niederlagen. Häufig werden sie ausgenutzt und krank gemacht. In ihrer Kindheit sind diese Menschen in Familien groß geworden, wo Zank und Streit den Tagesablauf bestimmten und wo sie lernen mussten, auszugleichen. Sie haben einen absoluten Mangel an Aggressionen, neigen zur Selbstverleugnung.

Klasterpflaster Gelb

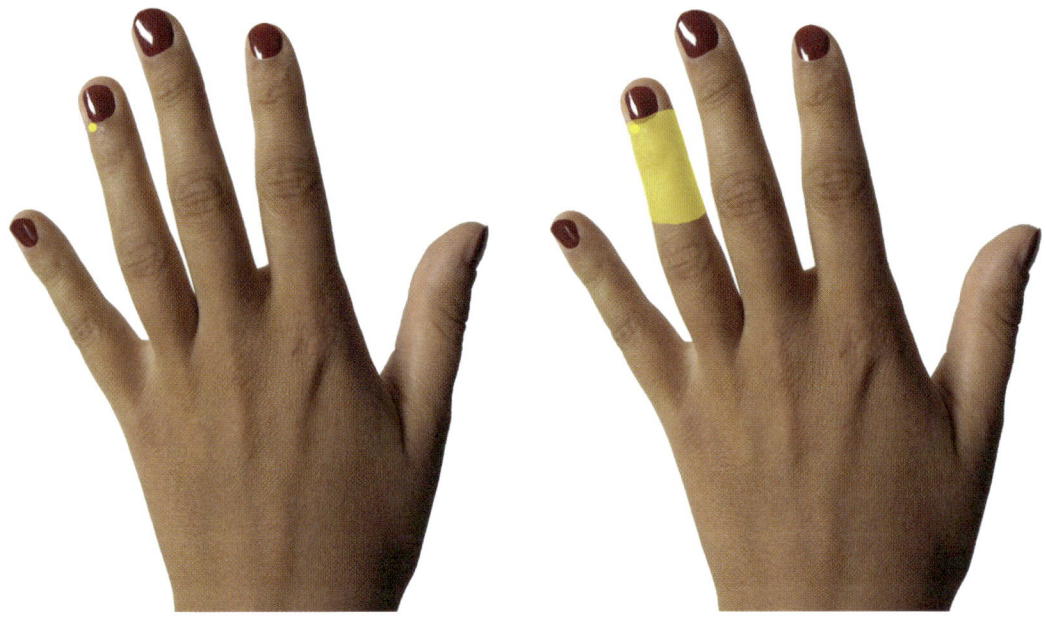

Die Klaster Kugel wird seitlich unterhalb des äußeren Nagelwinkels des Ringfingers platziert und mit einem ca. 10 cm langem, gelben Klasterflexband unter leichtem Zug fixiert.

Klaster-Partner-Therapie

Auch beim dritten Klaster liegt die Hauptverspannungszone zwischen den Schulterblättern in Höhe des dritten und vierten Brustwirbels. Zusätzlich gibt es in der Regel noch eine Verspannungszone im Übergangsbereich Brustwirbelsäule-Lendenwirbelsäule.

Ein Taping-Gel wird über diesen Zonen verstrichen und von unten seitlich der Dornfortsätze nach oben und dann in eine spannungsfreie, „gesunde Zone" einmassiert.

Sind die verspannten Zonen massiert und das Gel eingetrocknet, dreht sich der Partner auf den Rücken. Beide Arme liegen neben dem Partner. Die Schultern liegen entspannt auf der Liege auf. Sie umfassen als Behandler mit Ihrer linken Hand (Armbanduhr und Schmuck wurden zuvor abgelegt) die obere Brustwirbelsäule des Partners. Die rechte Hand liegt mit locker gespreizten Fingern, flächig im Kontakt mit der Haut, über der Mitte der Brust Ihres Partners auf. Bei dieser aus der Craniosacraltherapie übernommenen Behandlung wird Wärme in den Bereich der paravertebralen Nervennetze gelenkt. In unserem Fall ist es das Netz, welches die Durchblutung im Brustraum und die Gesichtsdurchblutung regelt (Plexus cardiacus). Beim Halten sitzt der Behandler entspannt auf einem bequemen Hocker oder Stuhl und vermeidet bei sich jede unbequeme Fehlhaltung.

Sie halten so lange Brustwirbelsäule und Brust bis aus der Brust aufsteigende Wärme in die Hand einflutet. Unter dieser Therapie treten beim Partner in der Regel verstärkt Darmgeräusche auf, die den Entspannungszustand des Partners unterstreichen und erwünscht sind. Das Halten weiterer Bereiche, wie Oberbauch und Unterbauch kann jetzt bei Bedarf erfolgen.

Zusätzliche therapeutische Strategien

Wichtig ist bis zum Eintritt der Beschwerdefreiheit, den oberen Rückenbereich warm zu halten. Die Schultern beim Liegen fallen zu lassen und zur Unterstützung können vom Partner je zwei 10 cm lange Tapes auf 12 cm ausgezogen zwischen Schulterblättern und der Brustwirbelsäule und im Bereich des Übergangs der Lendenwirbelsäule in die Brustwirbelsäule geklebt werden.

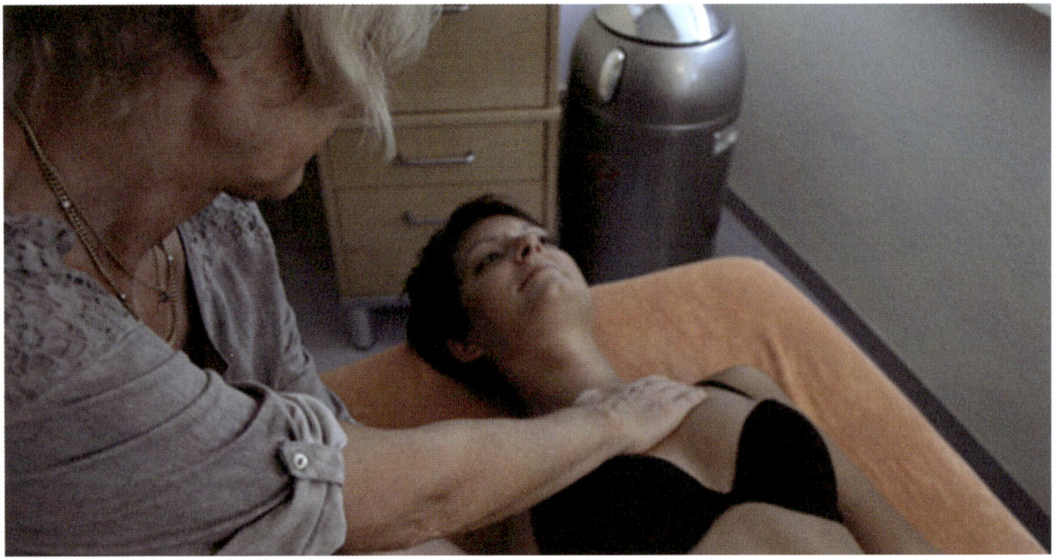

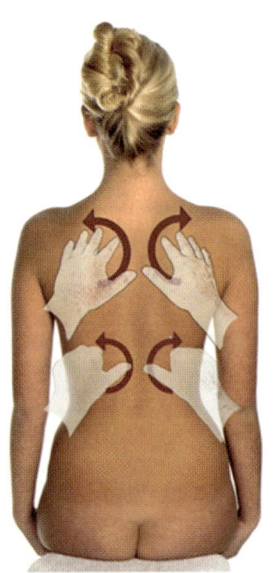

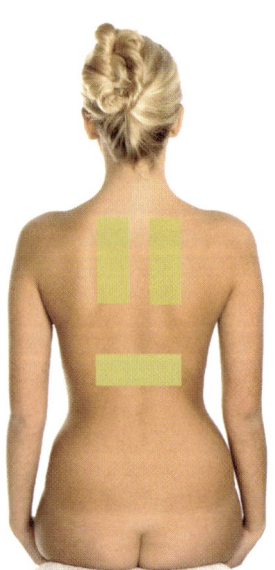

Ursache in Gegenwart und Vergangenheit

fehlende Zuwendung in der Schwangerschaft

Hals, Nacken

Nackenspannung rechts, Bewegungseinschränkung der Kopfdrehung nach rechts

Bewegungsorgane

Schulter-Arm-Schmerzen rechts, eingeschlafene Hand rechts, Sehnenplatte der Hand- oder Fußinnen- fläche verhärtet

Haut

Spinnenflecken, rote Handinnenflächen, Dupuytren'sche Kontraktur

Stoffwechsel Hormone

Cholesterinerhöhung, erhöhter Östrogenspiegel, Fibromyalgie

Warum akzeptierst Du mich nicht?

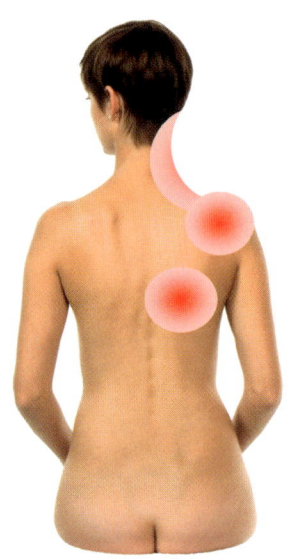

Psyche Verhalten Angst*

Angst, in der Persönlichkeit schwächer zu sein als das Gegenüber; Angst vor dem Kommunizieren mit Gleich- gestellten. Choleriker

Kopf

Scheitelkopfschmerzen rechts, die nach dem Stuhlgang besser werden, trockner Mund, trockene Ohren, Augenprobleme

Magen Darm

Verstopfung, Hämorrhoiden

Unterbauch Frauen

Myome

Blase Niere Urologie

Penisverkrümmung

*nur bei vorgeburtlicher und frühkindlicher Traumatisierung

Klaster 4

mögliche Beschwerden und Auffälligkeiten

Alle Beschwerden auf einen Blick

Völlegefühl im Oberbauch, Blähungen, Hämorrhoiden, Scheitelkopfschmerzen rechts, die oft bis hinter das Auge ziehen und nach dem Stuhlgang besser werden können; Durchschlafstörungen, Aufwachen zwischen 3 und 5 Uhr nachts, nächtlicher Durst, trockener Mund, trockene Augen; Juckreiz mit folgendem Ekzem, beginnend im Bereich der äußeren Scheide, Hodensack und um den Darmausgang; Schulterschmerzen rechts, Bewegung eingeschränkt, Kopfdrehung nach rechts eingeschränkt, Hüftgelenk- und Knieschmerzen, geschwollene Augenlider, seitliche Anteile der Unterlippe sind geschwollen; der seitliche Nacken (Trapezmuskelrand) ist schmerzhaft; der hintere Anteil des rechten Warzenfortsatzes (Knochenvorsprung hinter der unteren Ohrmuschel) ist bei Druck schmerzhaft, Ohrgeräusche; taube, eingeschlafene, gefühllose Finger sind möglich, da es zu leichten Bandscheibenvorwölbungen im Bereich der unteren Halswirbelsäule kommen kann, die die hier abgehenden Nerven einengen. Erhöhter Cholesterinspiegel. Myome mit verstärkter Regelblutung bei der Frau. Fibromyalgie. Gallensteine, Gallenkoliken. Bei vorgeburtliche Traumatisierung: aggressives und cholerisches, aufbrausendes Verhalten bestimmen das Tagesgeschehen.

Ursachen in Vergangenheit und Gegenwart

Ursachen in Vergangenheit und Gegenwart

Fehlende Interaktion mit Mutter in der Schwangerschaft, Leberbelastung

Wie beim dritten Klaster fehlt die positive Beziehung zum Kind im zweiten Drittel der Schwangerschaft, da oft andere Probleme den Tagesablauf bestimmen. Es fehlt die Kommunikation mit dem Kind. Nach der Geburt wird das Kind zwischen Elternteilen groß, die es lernt auszuspielen, da die Eltern sich nicht über das Kind austauschen. Eine solche Ursache in der Prägung von elterlicher Seite ist meiner Meinung nach aber eher selten.

Die Beschwerden und Erkrankungen in diesem Grundmuster sind eher sekundär durch Fettleber, unbemerkte Leberentzündung in der Kindheit oder im späteren Leben, durch Fehlernährung, Alkohol, Übergewicht oder Umweltgifte bedingt.

Psyche, Verhalten, Angst

Psyche Verhalten Angst*

Angst, in der Persönlichkeit schwächer zu sein als das Gegenüber; Angst vor dem Kommunizieren mit Gleichgestellten; Choleriker

*Die vorangestellten und die folgenden Ausführungen für Psyche, Verhalten, Angst gelten nur bei vorgeburtlicher und frühkindlicher Traumatisierung.

Aus der unbewussten Angst in Bezug auf die Kommunikation mit dem Umfeld nicht mithalten zu können, wird eine Strategie entwickelt, die das trotz vorhandener Minderwertigkeitskomplexe erlaubt.

Wir finden Menschen mit ausgeprägtem Drang, ihre Person in den Mittelpunkt zu stellen. Ihnen darf keiner zu nahe treten, sie sehen ihr Selbst bedroht und wittern Aggressionen in jeder Annäherung auf gleicher sozialer Ebene. Jeder, der in ihre Sicherheitszone eindringt, stellt die Persönlichkeit dieses Klasters in Frage (der Eindringling könnte diese ja hinterleuchten und sehen, auf welch schwachen Füßen diese steht). Also wird der Betreffende attackiert und unterworfen. Diese Personen zeigen einen primär hohen Grad an Unsicherheit und eine niedrige Aggressionsschwelle. Als weitere Schutzmaßnahme baut dieser Typus einen Hofstaat um sich auf, der seine Befehle und Anordnungen befolgt und weitergibt. Ein direkter Kontakt mit Gleichgestellten wird so vermieden. Oft wurden diese Menschen in ihrer Kindheit zwischen zwei Partnern ausgespielt und lernten ihrerseits mit einer Fassade von Gefühlen zu manipulieren. Gefühle wurden als Währung ohne Wert erkannt. Allein die Macht über andere gilt als der einzig verlässliche Maßstab.

Die zu diesem Klaster gehörigen Ängste: Angst, bestimmt zu werden; Angst, von anderen betrogen zu werden; Angst, in der Persönlichkeit schwächer zu sein als das Gegenüber; Angst vor dem Kommunizieren mit Gleichgestellten, Angst vor Machtverlust im Umgang mit Gleichgestellten.

Unterbauch Frauen Stoffwechsel, Hormone

Unterbauch Frauen	Stoffwechsel Hormone
Myome	Cholesterinerhöhung, erhöhter Östrogenspiel, Fibromyalgie

Die weiblichen Geschlechtshormone, wie auch das Cholesterin werden durch die eingeschränkte Funktionsfähigkeit der Leberzellen nicht ausreichend abgebaut. Beim Mann kann das zu einer leichten Verweiblichung mit Vermehrung des Fettgewebes und angedeuteter Brustbildung führen. Bei der Frau im gebärfähigen Alter können durch den relativ zu hohen Östrogenspiegel folgende Beschwerden auftreten:

Die glatte Muskulatur der Gebärmutter vermehrt sich unter dem Einfluss des erhöhten Östrogenspiegels. Kommen existentielle Probleme hinzu (Klaster 1), ist das Risiko einer Gebärmuttervergrößerung deutlich erhöht. In der Regel entstehen jetzt Myome.

Östrogene führen zu einer Vermehrung der Schleimhautbildung in der Gebärmutter. Werden zu viele Östrogene gebildet oder durch die Leber zu wenig abgebaut, so kann die übermäßig gebildete Schleimhaut in der Periode nicht mehr abgeblutet werden. Es treten Zwischenblutungen und Dauerblutungen auf. Nach den Wechseljahren, wenn die monatliche Periode ausbleibt, kann sich durch den erhöhten Östrogenspiegel eine Schleimhautanreicherung ausbilden. Diese sogenannte adenomatöse Hyperplasie neigt im Alter zur Umwandlung in Gebärmutterkörperkrebs. Um die Periode fallen im Blut mehr Östrogene und Gestagene an, die von der Leber abgebaut werden müssen. Das Leber-Gallesystem streikt jedoch bei eingeschränkter Funktion.

Wie äußert sich dieser Streik? Im Verlauf des Gallemeridians treten Schmerzen auf. Die Schmerzen beginnen im hinteren Nackenbereich, meistens einseitig und rechts, strahlen über das Scheitelbein in die Stirn aus und enden oft als dumpfer Schmerz, den man hinter dem Auge greifen zu können glaubt. Beim Mann treten obige Schmerzen bei gestörter Leberfunktion oft nach durchzechter Nacht auf.

Bei der Frau jenseits der letzten Periodenblutung führen die für das Alter relativ zu hohen Östrogenspiegel und die Schwankungen der Spiegel durch den schlechten Östrogenabbau in der Leber zu starken, vor allem nächtlichen Hitzewallungen (Leber-Gallezeit ist zwischen drei und fünf Uhr). Hiervon betroffen sind vor allem dickere Frauen mit funktionsgestörter Fettleber.

Da durch die gestörte Leberfunktion auch der Abbau der Gallesäuren eingeschränkt ist, versucht der Körper diese Säuren über die Haut auszuscheiden. Die Folge ist ein häufig nachts auftretender Juckreiz, der in der Regel im Bereich um die äußeren Geschlechtsorgane und um den Anus beginnt. Die Einlagerung nicht abbaubarer Stoffe in die Gelenkhäute führt zu rheumaähnlichen Beschwerden, die sich im Extremfall zur Fibromyalgie (siehe unten) ausweiten.

Der Darm bietet der Leber über die Darmvenen nährstoffreiches Blut zur Verarbeitung an. Da die Leber durch ihre gestörte Funktion unfähig ist, das ihr angebotene Blut in der notwendigen Zeit zu verarbeiten, staut sich das Blut im Pfortaderkreislauf in die Darmvenen zurück. Der Körper löst dieses Problem, indem er Hintertürchen öffnet, sogenannte Anastomosen, über die das gestaute Blut, in den großen Kreislauf ablaufen kann. Diese Hintertürchen befinden sich im Fall des Pfortaderhochdrucks im Hämorrhoidalbereich, einem großen Venenschwamm, durch den bei erhöhtem Druck das Pfortaderblut in den großen Kreislauf abgepresst wird. Fester Stuhlgang im Enddarmbereich stört diesen Mechanismus, was erklärt, dass nach dem Stuhlgang die Kopfschmerzen besser werden.

Ist der Blutabfluss über die Leber eingeschränkt, schwellen die Hämorrhoiden zu Kirschgröße an und, wenn sie durch den hohen Druck nicht platzen und massive Blutungen verursachen, sondern sie schleimiges Sekret ab. So bildet sich ein Milieu, in dem sich gerne Pilze ansiedeln. Durch den chronischen Charakter dieser Störung entsteht das juckende und nässende Analekzem, auf das man als leidender Patient so gerne „die gute Cortisoncreme" kleistert, weil diese, wenn auch nur kurzfristig, den quälenden Juckreiz nimmt. In Wirklichkeit leiert man mit Cortisoncreme einen Teufelskreis an. Cortison führt selbst bei einmaliger Anwendung zu wochenlanger Mangeldurchblutung im betroffenen Haut- und Schleimhautbereich. Dieser Effekt stellt die eigentliche entzündungseindämmende Wirkung des Cortisons dar, führt aber auf Dauer gesehen zur Schädigung, Alterung, Verdünnung und Anfälligkeit der Haut. Neue Ekzeme entstehen, die diesmal durch Cortison bedingt sind.

Da durch die Leberstörung auch die Galleproduktion gestört ist, werden die für die Verdauung notwendigen Gallesäuren nicht mehr dem Darm zugeführt. Die Verdauung ist gestört. Eine Fehlbesiedlung des Darmes mit falschen Bakterien oder Pilzen ist die Folge. Der Betreffende klagt über aufgetriebenen Bauch, Verstopfung und Blähungen.

Eine chronische Mangeldurchblutung von Leber und Galle führt zur Degeneration des Lebergewebes und damit zu Leberzirrhose. Der gestörte Gallenfluss erhöht die Gefahr von Gallensteinbildung um ein Vielfaches. Stoffwechselfunktionen werden gestört. Blutgerinnungsstörungen und fehlende Ammoniakentgiftung sind wesentliche Folgen. Selten entstehen aus einer Zirrhose primäre Leberkarzinome.

Fibromyalgie

Fibromyalgie gehört zu den Erkrankungen, die universitätsmedizinisch nicht zu fassen sind. Sie beginnt schleichend mit Müdigkeit, Abgeschlagenheit Magen-Darmstörungen und Neigung zu Depressionen. Später kommen Schmerzen im Bereich der mittleren Lendenwirbelsäule und der Halswirbelsäule dazu. Erst jetzt machen sich die typischen Triggerpunkte (äußerst druckschmerzhafte Muskelpunkte, (siehe Abbildung Seite 75)) bemerkbar.
Diese Muskelschmerzen stehen im Vordergrund der Erkrankung, jedoch kommen mit der Zeit noch Kopfschmerzen und Migräne, Morgensteifigkeit, Schwellungen der Gelenke, Ohrgeräusche, Allergien, vermehrte Schweißbildung usw. hinzu. Alle diese Symptome sind Zeichen einer Leber- Galle-Störung. Unterstützend neben dem **absoluten Verbot von Kaffee** und dem abendlichen Genuss von Rohkost bieten sich noch Medikamente an, wie die Mariendistel zum Leberschutz, Artischocke zur Steigerung des Galleflusses, Schwedenkräuter zur Stimulation der Bauchspeicheldrüse und feuchtwarme Oberbauchwickel.
Da in der Regel Fibromyalgie immer von einem Reizdarm begleitet wird, spielt diese Erkrankung auch in das fünfte Klaster mit ein. Vor allem die Beteiligung von Faszien und Bindegewebe legen diesen Schluss nahe. Aus diesem Grund ist es für Betroffene zwingend notwendig, sich histaminarm (keine konservierten Lebensmittel*) und gluten- und laktosefrei zu ernähren.

* geräucherte Schinken-,Wurst-und Fischwaren. Gelees und Marmeladen, Konserven (Dosen und Gläser), Weine (vor allem ältere Weine und Rotweine), Sauerkraut, offene Salate mit Konservierungsstoffen usw.

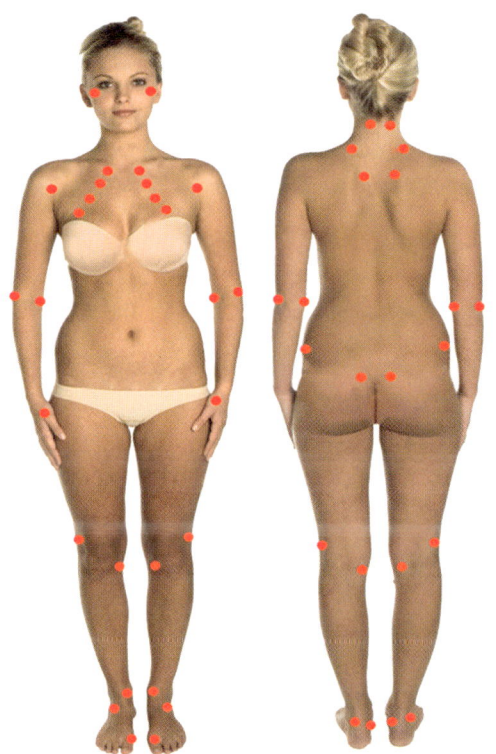

Triggerpunkte bei Fibromyalgie

Bewegungsorgane

Bewegungsorgane

Schulter-Arm-Schmerzen
rechts, eingeschlafene
Hand re. Sehnenplatte
der Hand- oder Fuß-
innenfläche verhärtet
(M.Dupuytren)

Das Zwerchfell wird von Spinalnerven der mittleren Halswirbelsäule versorgt. Während der embryonalen Entwicklung und Umformung in den ersten drei Monaten der Schwangerschaft (vom 28. bis 57. Tag) wandert mesodermales Zellgewebe in den Bauchraum und unterteilt ihn in drei Höhlen: die Perikardhöhle, die das Herz umschließt, die Pleurahöhle der Lunge und die Peritonealhöhle, die die Bauchorgane beinhaltet. Die Bauchorgane werden teils vollständig, teils nur partiell vom Bauchfell umschlossen. Direkt unter dem rechten Anteil des Zwerchfells liegt die Leber, links kontaktieren Magen und Bauchspeicheldrüse die Muskelplatte. Störungen dieser Organe werden über die Zwerchfellnerven direkt zum dritten bis fünften Halssegment gemeldet. Die Segmente reagieren mit Muskelverspannungen und der langfristigen Folge von Bandscheibenproblemen im Halswirbelsäulenbereich.

Das rechtsseitige Schulter-Arm-Syndrom geht immer auf eine Problematik im Leber-Gallebereich zurück. Es ist oft mit Durchschlafstörungen (Aufwachen und zur Toilette gehen zwischen 3 und 5 Uhr) verbunden. Trockner Mund und trockene Augen begleiten diese Beschwerden mit der üblichen Flasche Wasser am Bett. Ein bohrender Halbseiten-Kopfschmerz rechts, der ebenfalls ins Auge ausstrahlt überdauert oft die Nacht und kann auch am Tag auftreten. Die Ursachen der Beschwerden liegen neben den üblichen Lebererkrankungen (Verzögerung des Galleflusses bei Neigung zu Gallensteinbildung, Fettleber u.a.) im Kaffeegenuss. Kaffee beinhaltet in allen Zubereitungsformen das Pilzgift Ochratoxin (OTA), welches die gallebildenden Leberzellen schädigt und damit eine ausreichende Entgiftung des Körpers verhindert.

Typische Schulterbeschwerden und Degenerationserscheinungen im rechten Schultergelenk, gehen fast immer auf eine Störung der Leber zurück. Aber auch Störungen im Bereich des linken

Lungenflügels und mit Einschränkung auch des Herzens können sich in seltenen Fällen so äußern. Hier löst oft eine „falsche" Bewegung, ein Sturz, eine plötzliche Überlastung schlagartig Symptome aus. Strahlen die Schmerzen ins Ellenbogengelenk (Tennisellenbogen, Golf-Arm) aus oder wacht man morgens mit eingeschlafenen Händen auf (Carpaltunnel- oder Medianus-Syndrom), sind häufig noch tiefere Segmente betroffen.

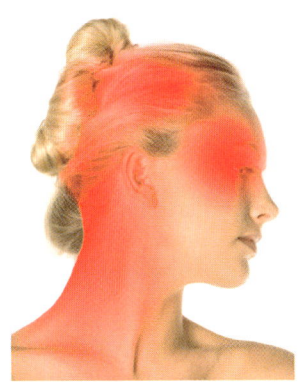

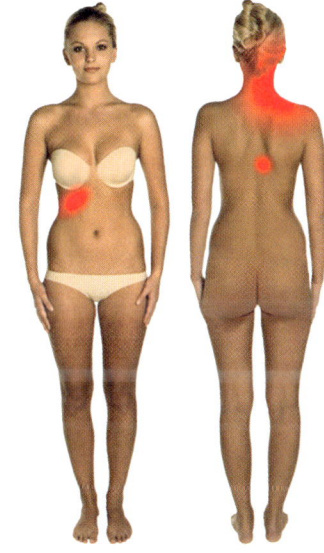

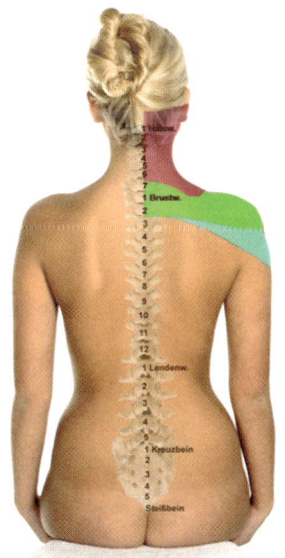

betroffene Segmente
der Halswirbelsäule

Haut

Bewegungsorgane

Schulter-Arm-Schmerzen
rechts, eingeschlafene
Hand re., Sehnenplatte
der Hand- oder Fuß-
innenfläche verhärtet
(M.Dupuytren)

Lebersternchen oder Spider naevi sind Gefäßerweiterungen kleiner Arterien in der Haut. Sie entstehen durch gefäßerweiternde Stoffe, die bei eingeschränkter Leberfunktion gebildet werden.

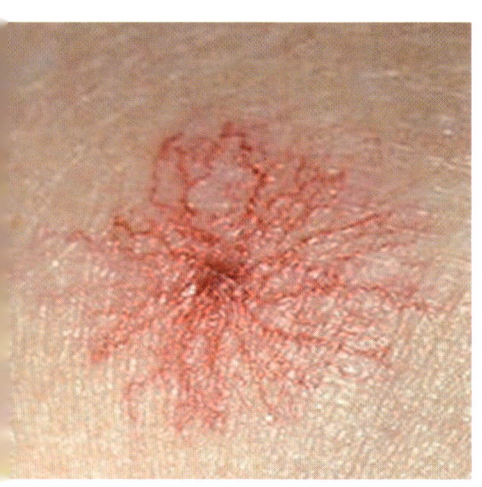
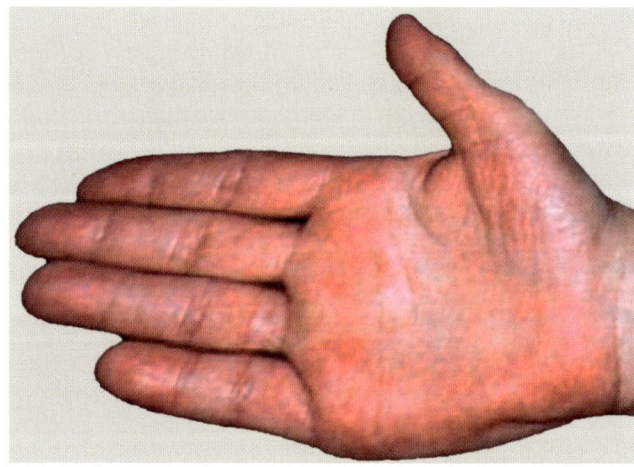

Als Palmarerythem (Palma = Handinnenfläche) bezeichnet man die Rötung der Handinnenflächen vor allem im Bereich der Daumen- und Kleinfingerballen und der Endglieder der Finger. Die Dupuytren'sche Kontraktur zeigt sich als strangförmige Gewebeverhärtung der Bindegewebsplatte in der Handinnenfläche. Folge sind schwere Bewegungseinschränkungen, vor allem des Ringfingers. Ähnliche Bindegewebsveränderungen bei Leberfunktionsstörungen können zu Penisverkrümmungen führen.

Diäthinweise bei Darm- und Leber-Galle-Funktionsstörung

Bei Oberbauch- und Darmstörungen ist die in Vollkornprodukten enthaltene Kleie absolut verboten, auch in kleinster Menge. Kleie beinhaltet sogenannte Phytotoxine. Das sind von der Pflanze selbst gebildete Giftstoffe, die die Pflanze vorm Verzehr durch Milben und Insekten schützen sollen. Diese Stoffe reizen den Darm so stark, dass die Darmbewegung angeregt wird, um sich der Stoffe zu entledigen. Wir haben also den gleichen Abführeffekt wie bei starken Abführmitteln. Ein chronisch gereizter Dickdarm führt zu Immunschwäche und damit auf Dauer möglicherweise zu Allergien, Hauterkrankungen, Asthma, Heuschnupfen, Rheuma, Krebs, MS. Pilze im Darm sind immer ein Zeichen für eine gestörte Oberbauchsituation, also eine Funktionsstörung von Leber und/oder Bauchspeicheldrüse. Pilzmittel wie Nystatin sind in den meisten Fällen bei Einhaltung der hier genannten Regeln überflüssig.

In kleiehaltigen Nahrungsmitteln befinden sich jedoch in der Regel noch giftigere Stoffe, die von Pilzen gebildet werden und Getreide und andere Nahrungsmittel befallen. Es sind dies die Aflatoxine und das obengenannte Ochratoxin A (OTA). Diese Gifte lähmen die Leber in ihrer Funktion. Der Gallefluss wird gestoppt und damit der Abbau von Stoffwechselgiften. Dem Darmbrei fehlen die zur Fettemulgierung notwendigen Gallesäuren und Verdauungsprobleme in Form von Blähbauch, Verstopfung und Durchfall treten schlagartig auf.

Von diesen Giften am stärksten betroffen sind an erster Stelle Kaffee, aber auch Nüsse, Schokolade und auch Vollkornprodukte.

Das heißt: kein Schlückchen Kaffee, Espresso, Cappuccino, auch nicht einmal in der Woche. Kleie ist in Vollkornprodukten, Körnerkost, Müsli, Knäckebrot, Dinkel, Frischkornbreien und verschiedenen Abführmitteln vorhanden.

Das glutenfreie Roggenbrot ohne Verwendung von Schalen und Kleie ist erlaubt.

Rotwein enthält hohe Anteile an Pilzgiften und den Entzündungsstoff Histamin. Er ist für den Leberstoffwechsel, wie auch Schnäpse, reines Gift. Besser sind junge, trockene Weißweine ohne Schwefelzusatz.

Klaster-Stories

Christines Eltern waren die Inhaber einer angesehenen Kohlehandlung in einer Kleinstadt. Die Ehe war nicht gut; das Geld stand immer im Mittelpunkt und hielt die Familie zusammen. Als einzige Tochter sollte sie die Firma übernehmen – eine Situation, die sie sich einfach nicht zutraute. Sie ließ die kaufmännische Lehre über sich ergehen, aber diese Lehre und die sich hieraus ergebende Zukunft war nicht das, was sie wirklich wollte.
Nach Wilhelm Buschs Motto „Wer Kummer hat, hat auch Likör" versuchte sie, ihre Probleme zu verdrängen. Sie mied direkte Konfrontationen mit ihren Kunden und schickte immer Angestellte vor, die das für sie erledigen sollten. Die Minderwertigkeitsgefühle ihrer Kindheit hatte sie nie richtig überwunden. Passierte es trotzdem, dass sie vom eigenen Personal oder von Kunden direkt angegriffen wurde, entlud sich ihr Gemüt in einem cholerischen Gewitter. Der Alkoholkonsum trieb den Blutdruck nach oben. Nach ein paar kleineren Schlägen folgte der tödliche Schlag.

Klasterpflaster Grün

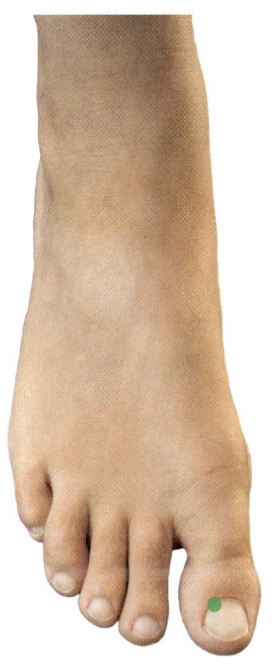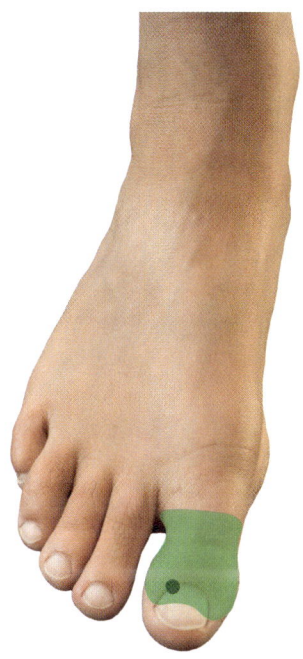

Die Klaster Kugel wird seitlich unterhalb des inneren Nagelwinkels der großen Zehe platziert und mit einem ca. 10cm langem grünen Klasterflexband unter leichtem Zug fixiert.

Klaster-Partner-Therapie

Beim 4. Klaster liegt die Hauptverspannungszone handbreit am unteren, inneren Winkel des rechten Schulterblattes. Ein Taping-Gel wird über dieser Zone verstrichen und von unten seitlich der Dornfortsätze nach oben und dann in eine spannungsfreie, „gesunde Zone" einmassiert. Sind die verspannten Zonen massiert und das Gel eingetrocknet, dreht sich der Partner auf den Rücken. Beide Arme liegen neben dem Partner. Die Schultern liegen entspannt auf der Liege auf. Sie, der Behandler, umfassen mit Ihrer linken Hand (Armbanduhr und Schmuck wurden zuvor abgelegt) die untere Brustwirbelsäule des Partners. Die rechte Hand liegt mit locker gespreizten Fingern, flächig im Kontakt mit der Haut, über dem rechten Oberbauch des Partners auf. Bei dieser aus der Craniosacraltherapie übernommenen Behandlung wird Wärme in den Bereich der paravertebralen Nervennetze gelenkt. In unserem Fall ist es das Netz, welches die Durchblutung im Oberbauch und die Darmdurchblutung regelt (Plexus solaris). Beim Halten sitzt der Behandler entspannt auf einem bequemen Hocker oder Stuhl und vermeidet bei sich jede unbequeme Fehlhaltung.

Sie halten so lange den rechten Oberbauch bis aus dem Bauch aufsteigende Wärme in die Hand einflutet. Unter dieser Therapie treten beim Partner in der Regel verstärkt Darmgeräusche auf, die den Entspannungszustand des Partners unterstreichen und erwünscht sind. Das Halten weiterer Bereiche, wie Brust und Unterbauch kann jetzt bei Bedarf erfolgen. Bei der Behandlung dieses Klasters steht und fällt der Erfolg der Therapie mit dem absoluten Verzicht auf Kaffee in allen Formen.

Zusätzliche therapeutische Strategien

Wichtig ist bis zum Eintritt der Beschwerdefreiheit, den Oberbauch warm zu halten, und Kaffee über die Zeit der Beschwerdefreiheit hinaus absolut zu vermeiden. Zur Unterstützung kann vom Partner ein 10 cm langes grünes Tape auf 12 cm ausgezogen rechts neben die untere Brustwirbelsäule geklebt werden.

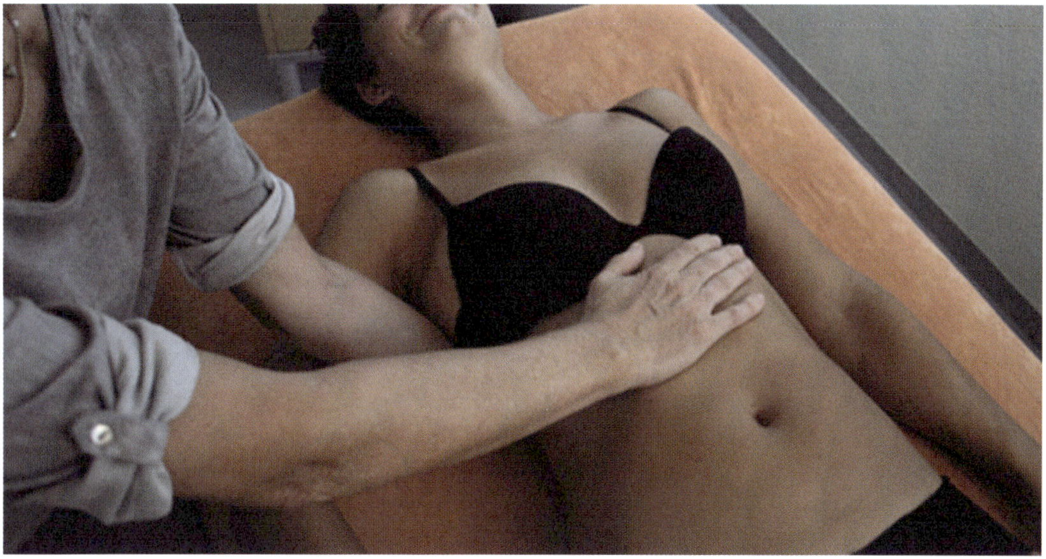

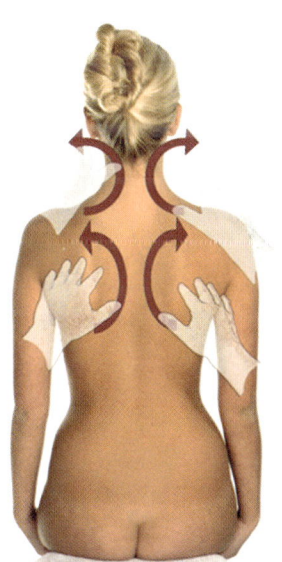

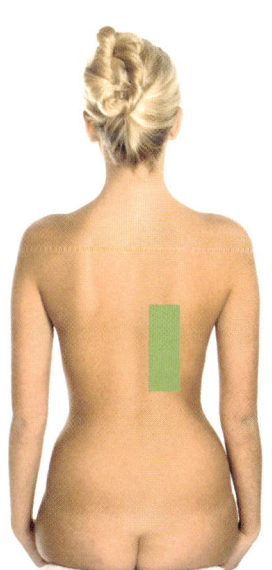

Ursache in Gegenwart und Vergangenheit*

Die Rolle der unerwünschten Person wird zur Lebensaufgabe

Hals, Nacken

Kloßgefühl, Engegefühl, Schleimbildung

Bewegungsorgane

degenerative Veränderung im Bereich Hüfte und Knie

Haut

trockne, schrundige, ungepflegte, dreckige Haut und Fingernägel, Neurodermitis, Ritzspuren und Narben

Stoffwechsel, Immunsystem

Abwehrstörung, rheumatische Beschwerden, Allergie

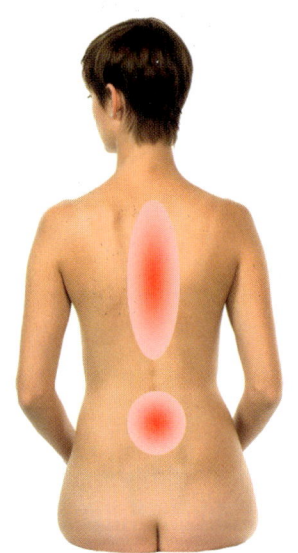

Komme mir nicht zu nahe! Ich halte das nicht aus.

Psyche, Verhalten, Angst*

Bulimie, Berührungsängste, schizoid, hohe künstlerische Begabung, Autismus, Suizidalität

Kopf

Kopfschmerzen in Stirnmitte (selten)

Brustkorb

Krupp Husten, Asthma, Druckschmerz unterhalb der Schlüsselbeine, Lungenfibrose

Magen Darm

Reizdarm, stinkende Stühle, Durchfall, Schleim, Blut, Blähungen

*nur bei vorgeburtlicher frühkindlicher Traumatisierung

Klaster 5

mögliche Beschwerden und
Auffälligkeiten

Die folgenden mit * gekennzeichneten Ausführungen gelten nur bei vorgeburtlicher und frühkindlicher Traumatisierung.

Ursachen in der Vergangenheit und Gegenwart

Ursache in Gegenwart und Vergangenheit*

Die Rolle der unerwünschten Person wird zur Lebensaufgabe

Das Kind ist zum Zeitpunkt der Zeugung oder während der folgenden 3 Monate nicht erwünscht.

Mit diesem Klaster betreten wir eine Ebene, die bei vielen Menschen in unserer nüchtern und wissenschaftlich orientierten Welt auf Unverständnis stoßen wird. Mir ist bewusst, dass ich schon viel Einfühlungsvermögen von Ihnen verlangt habe, als ich Theorien über Prägungen der

Kinder um den Zeitpunkt der Geburt oder sogar im vierten bis sechsten Schwangerschaftsmonat aufstellte.

Wenn ich jetzt von einer Prägung um den Zeitpunkt der Zeugung bis zum dritten Schwangerschaftsmonat spreche, werden Sie mich als völlig abgehoben einschätzen. Es gibt Arbeiten von gestandenen Schulmedizinern (*Muus* und *Janus*), die aber eine solche frühe Prägung belegen.

Nur wie kann eine Prägung stattfinden, wenn keine Substanz zum Prägen vorhanden ist. Zum Zeitpunkt der Zeugung liegen ja nur Samenfaden und Eizelle vor und eine Woche später der berühmt berüchtigte Zellhaufen, der per Gesetz noch nicht als Individuum anerkannt wird. Selbst dem 12 Wochen alten, neun Zentimeter großen, fertigen Menschlein wird dies noch verweigert (mehr unter Klaster-Stories).

Psyche, Verhalten, Angst

Psyche, Verhalten, Angst*

Bulimie, Berührungsängste, schizoid, hohe künstlerische Begabung, Autismus, Suizidalität, Ritzspuren und Narben

Der Tenor, der die ungewollten Kinder durch das Leben treibt, ist die Überzeugung, keine Existenzberechtigung zu haben. Es sind auch häufig adoptierte Kinder, die in dieser Gruppierung zu finden sind. Die Selbstverletzung, das Ritzen der Haut, Tätowierungen und Piercing zeichnet diese Menschen aus. Die Selbstmordrate in dieser Gruppe ist auffällig hoch.

Eine große Anzahl gliedert sich nach der Geburt aus (Autismus) oder weicht nach der Pubertät in Parallel-Welten aus (Schizophrenie). Auch findet man sehr viele Künstler, die in der Malerei, der Musik, dem Kreativen, eine Welt finden, in der sie sich äußern können, ohne verstanden werden zu müssen. Andere triften in die Kriminalität ab, da Eigentum in ihren Augen nicht personenbezogen ist. Wieder andere enden in der Welt der Drogen, in der sie voll und ganz aufgehen. Borderliner sind keine Seltenheit. Die Nähe zu anderen Personen wird oft ersehnt, aber nicht ertragen. Sie endet in der Regel in einem aggressiven Befreiungsschlag. Es resultieren folgende Ängste: Angst, sich nicht abgrenzen zu können; Angst, verfolgt zu werden; Angst vor Verlust der Identität.

Magersucht, Bulimie – „Halte die Welt an, ich möchte aussteigen"

Auch die Bulimie gehört zu dieser Prägung. Hier haben die Kinder jedoch aufgegeben. Es gibt für sie keine Ziele mehr, die das Leben lebenswert machen würden. Die Eltern haben alles erreicht, was zu erreichen wäre. Man selbst sieht keine Möglichkeiten mehr, sich zu profilieren oder lehnt den durch die Eltern vorgegebenen Weg ab. Der Ausstieg aus diesem Spiel erfolgt über Verhungern, Drogen oder Suizid. Der Gedanke an die Selbstzerstörung ist dermaßen fixiert, dass jede Zuwendung von außen als Angriff angesehen wird und die Selbstzerstörung beschleunigt.

Asthma – die „Lass mich im Mittelpunkt stehen oder ich ersticke" Störung

Brustkorb

Krupp- Husten, Asthma, Druckschmerz unterhalb der Schlüsselbeine , Lungenfibrose

Bei Asthma liegt sowohl eine Störung im Klaster 1, wie auch im Klaster 5 vor. Die Kinder waren in der Regel bei der Zeugung nicht erwünscht, eine existenzielle Bedrohung unter der Geburt ist wahrscheinlich. Beide Bedrohungen wurden wehrlos akzeptiert.
In der Kindheit stehen diese Kinder im Mittelpunkt. Vor allem für die Mutter sind sie die schönsten, besten und größten. Werden sie dieser Mittelpunktstellung beraubt, dadurch, dass ein neues Geschwisterchen dazu kommt, dass die Mutter einen neuen Mann kennenlernt, dass die Kinder erwachsen werden und aus dem Haus müssen und so weiter, treten asthmatische Anfälle auf.

Diese Anfälle sollen Beachtung erpressen. Hat der oder die mit diesen Anfällen das Ziel der Zuwendung und des Mitleids erreicht, werden diese zum festen Bestandteil des Repertoires. Je weniger diese Anfälle zum Erfolg führen, um so schlimmer „entarten" sie.

Im Bereich der Lunge kann die chronische Belastung des Lungenfunktionskreises mit der Lungenfibrose, Blut-, Lymph- und Autoimmunerkrankungen oder mit Lungenkrebs enden.

Trockne, schrundige, ungepflegte, dreckige Haut und Fingernägel

Haut*

trockne, schrundige, ungepflegte, dreckige Haut und Fingernägel, Neurodermitis

Die Angaben: trockne, schrundige, ungepflegte, dreckige Haut und Fingernägel beziehen sich nur auf Menschen, die vorgeburtlich über die Schiene des Nicht-erwünscht-Seins traumatisiert wurden. Wie bereits im Absatz Psyche erwähnt, findet man gleichzeitig Zeichen der Selbstverletzung, wie Narben über den Pulsadern, Piercings und Tätowierungen.

Neurodermitis – die „Lieb mich oder ich kratz mich" Störung

Beide Elternteile sind sehr ehrgeizig. Ein Kind oder ein weiteres Kind passt nicht in ihren Selbstverwirklichungstrip. Ist das Kind auf der Welt, tritt vielleicht bedingt durch die Schuldgefühle der Mutter gegenüber dem Kind eine Überbehütung auf. Manchmal sind diese Mütter selbst neurodermitiskrank und übertragen die Erziehung ihrer Mutter auf das Kind.

Es entsteht eine sehr hohe Bindung zwischen Mutter und Kind, die dem Kind die Möglichkeit der Bildung einer eigenen Identität nimmt. Die Identität der Mutter wird angenommen.

Diese Ursachen erklären, dass schon in frühester Kindheit Milchschorf oder Neurodermitis gesehen werden. Auch hier gilt, ähnlich dem Asthmahusten, Zuwendungsentzug der Mutter wird umgehend mit Kratzorgien des Kindes geahndet.

Das Kind wächst heran und wird eigenverantwortlich erzogen, da die Eltern aufgrund der Selbstverwirklichung keine Zeit für die Familie aufbringen. Eigene Verantwortung heißt jedoch nicht eigene Entscheidung, da immer aus der Rolle der Mutter heraus entschieden wird. Läuft etwas schief, ist das Kind der Buhmann, wird zum Prügelknaben und reagiert sofort mit einer Verschlimmerung der Ausschläge.
Auch wenn das Kind aus dem Haus ist, wird immer die hohe Bindung an die Mutter aufrechterhalten. Wesentliche Entscheidungen wie: „Welchen Beruf wähle ich?" oder „welches ist der richtige Partner für mich?" werden durch die Mutter entschieden und nicht durch die Tochter oder den Sohn. Weicht der Wille des Betreffenden von dem der Mutter ab, brechen sofort massive Neurodermitisschübe aus.

Reizdarm

Magen Darm

Reizdarm, stinkende Stühle, Durchfall, Schleim, Blut, Blähungen

In Situationen, in denen die eigene Identität in Frage gestellt ist, reagiert der Körper beginnend mit einer Durchblutungssteigerung im Dickdarm und vermehrter Histaminausschüttung. Hierdurch wird zum einen die Geschwindigkeit der Darmpassage gesteigert. Der Darminhalt bleibt flüssig, da im Dickdarm nicht genügend Flüssigkeit zurückresorbiert werden kann. Zum andern sorgt die Durchblutungssteigerung für eine verstärkte Schleimproduktion mit Abgang von zeitweise mit Blut vermischten Schleimstühlen oder nur Schleim.
Da die Prägung des 5. Klasters in der Vielzahl der Fälle schon vorgeburtlich erfolgt, findet man häufig bei Neugeborenen Haut- und Muskelverspannungen über dem gesamten Brustkorb. Die

Kinder zeigen eine auffällig trockene und schuppende Haut. Milchschorf ist die Regel. Die Mangeldurchblutung des Organs Lunge führt in der Folgezeit bei geringsten Reizen von außen zum krampfhaften Zusammenziehen der Bronchialmuskulatur, zum spastischem Husten und zur Atemnot (Krupp). In der späteren Entwicklung können Krupp und Milchschorf durch Asthma und Neurodermitis abgelöst werden.

Die Neigung zu dauernden Entzündungen führt zur Verdickung der Haut, zu Mangeldurchblutung und ständigem Juckreiz. Die Haut wird schrundig, sie wirkt ungepflegt und rau, Narben verheilen mit aufgeworfenen Keloid (Narbengewebe).

Liegt ein für längere Zeit nicht lösbarer Konflikt vor, führt die hieraus resultierende Mangeldurchblutung zur chronischen Entzündung. Eine Darmentzündung wie Colitis ulcerosa oder ein Morbus Crohn ist die Folge.

Endstadium der Erkrankung sind Geschwüre im Dickdarm mit der Neigung in den Bauchraum durchzubrechen oder die Bildung von Dickdarmkrebs.

Knie- und Hüftprobleme

Bewegungsorgane

Hüftarthrose, Kniearthrose, Meniskusschäden

Häufig findet man über der mittleren Lendenwirbelsäule eine verstärkte Hautfältelung und eine auffällig nach vorne durchgebogene Wirbelsäulenstruktur (Hyperlordosierung). Ursache ist in der Regel ein chronischer Reizdarm. Reizdärme treten bei Entzündungen, Nahrungsmittelunverträglichkeiten und gestörter Bakterienbesiedlung auf.

Das 2. Dermatom der Lendenwirbelsäule (in der Abbildung gelb) entspringt der Reflexzone des Darms. Es läuft über das Hüftgelenk in die vordere Oberschenkelregion. Es ist anzunehmen, dass von diesem Spinalnervenabgang über das Vegetativum auch die Versorgung der Knochen- und Knorpelsubstanz des Hüft- und Kniegelenkes geregelt wird. Probleme im Darmbereich können

deshalb in Folge zu frühem Verschleiß im Hüftgelenk führen. Schmerzen werden in die Hüfte projiziert.
Ein ähnliches Problem ergibt sich beim Verlauf des dritten Dermatoms (in der Abbildung violett gezeichnet). Die Projektion zielt hier auf den mittigen oberen Knieanteil.

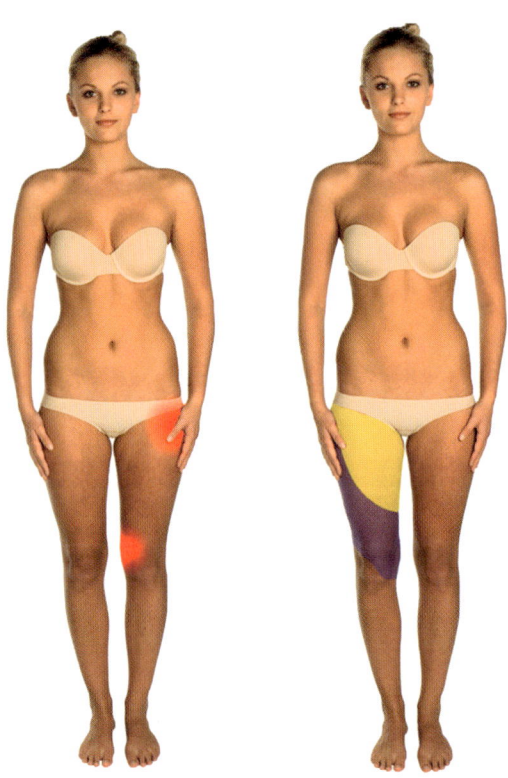

Klaster-Stories

Das unerwünschte oder das gerade nicht in den Plan passende Kind. Es gibt da Zusammenhänge, die uns unmöglich erscheinen, und es gibt sie doch: Stellen Sie sich einmal vor, Sie existierten noch nicht. Sie existierten vielleicht nur als Eventualität, als möglicher „Fehltritt" eines verliebten Paares. Und dann passiert es: Das Kondom platzt und die Pille danach ist nicht greifbar ... Oder Ihre Mutter möchte ein Baby, aber ihr Partner studiert noch und möchte diese zusätzliche finanzielle Belastung nicht tragen. Oder Ihre beiden Eltern wünschen sich das Kind ihrer Liebe, nur die Großeltern schießen quer ...

Wie kann es sein, dass diese Einstellungen gegen ein noch nicht existentes Geschöpf sofort Schutzmechanismen bei eben diesem bewirken? Die moderne epigenetische Forschung erklärt dieses Phänomen mit einer Methylierung des menschlichen Genoms, die bei Traumatisierung der Mutter schon am 4. Tag nach der Zeugung beim Kind langfristig zu körperlichen und psychischen Störungen führen kann.

*

Sie wissen wahrscheinlich, dass es möglich ist, in Hypnose vergangene Zeitabschnitte aus dieser Zeit wieder ins Bewusstsein zurückzurufen. Faszinierend ist, dass bei dieser Zeitreise vom Patienten, die immer dem jeweiligen Alter zugehörigen Haltungen und Stellungen eingenommen werden. Überschreitet man entgegen der Zeitachse den Zeitpunkt der Geburt, so nimmt der Betreffende eine gekrümmte, dem Fetus entsprechende Haltung, ein. Die Krümmung steigert sich, je weiter man sich dem Embryonalstadium zu bewegt.

Persönlich stand ich diesen Schilderungen und Aussagen immer eher kritisch gegenüber. Das änderte sich, als ich einer solchen Hypnose-Sitzung einmal beiwohnen durfte.

*

Während eines meiner Vorträge über vorgeburtliche Prägung lernte ich eine Therapeutin kennen, die im Rahmen ihrer Ausbildung eine solche Regressionshypnose über sich ergehen lassen musste. Zum Zeitpunkt unseres ersten Kontaktes hatte sie in den Hypnosesitzungen gerade das Alter von acht Jahren erreicht und rechnete damit, drei Monate später ihre Geburt zu durchleben und kurz darauf ihre Zeugung. Es handelte sich um eine überdurchschnittlich intelligente Frau, die mit beiden Beinen fest auf dieser Welt stand. Mehr oder weniger amüsiert, aber irrsinnig gespannt, wartete ich auf das Protokoll der Sitzungen.

Drei Monate später lag es in meinem Briefkasten:

Während sie ihrer eigenen Zeugung zuschaute, hatte sie das Gefühl daneben zu „sein". Sie verstand Wort für Wort des Gesprächs, welches zwischen beiden im Gange war, bemerkte, dass das Kondom platzte und nahm die Reaktion der Eltern daraufhin zur Kenntnis.

Unmittelbar nach dieser Sitzung suchte sie die Mutter auf, und teilte dieser das von ihr Erlebte einschließlich des Wortwechsels mit. Der Mutter wurde heiß und kalt und sie bestätigte, dass sich alles in Wirklichkeit auch so abgespielt habe.

*

Wenn Kinder zum Zeitpunkt der Zeugung oder nach Bekanntwerden der Schwangerschaft unerwünscht sind, lehnen sie sich jedoch im Gegensatz zu Klaster 6 nicht gegen die Entscheidung auf und kämpfen für ihr Überleben, sondern ergeben sich dieser Situation. Diese Grundeinstellung wird ein Leben lang beibehalten:

Warum lebe ich überhaupt auf dieser Welt? Alle sind gegen mich. Alle meinen es nur schlecht mit mir, wollen mir Böses. Wer bin ich überhaupt? Was bin ich wert? Wenn ich wie der letzte Dreck behandelt werde, vielleicht bin ich der letzte Dreck?

Sie sind nur zufrieden, wenn sie durch Provokation in der Kindheit, in der Jugend und im Alter diese Meinung des Umfeldes für sich bestätigen können. Sie beenden diese Provokation in dem Augenblick, in dem das Gegenüber die Nerven verliert und gewalttätig wird. Erst zu diesem Zeitpunkt sind sie mit sich und dem ihnen gegenüber so bösen Umfeld zufrieden. Die negative Einstellung dieses Umfeldes hat sich für sie wieder einmal bewahrheitet. Sie haben, wie immer, recht behalten. Auf der anderen Seite fühlen sie sich oft als die Größten und Besten. Jeder, der diese Selbsteinschätzung bedroht, wird niedergemacht.

Zu dieser Fehleinschätzung der eigenen Person kommt die Unfähigkeit, sich nach außen abzugrenzen. Wo fängt meine Person, mein Ich, mein Selbst an? Wo hört es auf? Wo fängt mein Umfeld an? Überschreitet es meine innerste Grenze und bedroht mich? Was gehört zu mir, was gehört zum Umfeld?

Gerade aus der letzten Problemstellung ergibt sich der hohe Anteil an kriminellen Verhaltensweisen unter diesen Kindern und Jugendlichen.

Aus medizinischer Sicht reagieren bei diesen Kindern alle Schleimhäute mit denen sie, ob sie wollen oder nicht, Kontakt mit der Außenwelt aufnehmen müssen, auffällig. Es sind die

Schleimhäute gemeint, deren Aufgabe es ist, eine Abgrenzung vorzunehmen: Was gehört zu meinem Körper, was muss ich schonen? Was gehört nicht zu ihm, was muss ich bekämpfen? Es sind dies die Haut (Allergie, Neurodermitis), die Schleimhäute des Nasenrachenraumes (Polypen) und die Schleimhäute der Lunge (Krupp, Asthma) und des Dickdarms (Colitis ulcerosa).

Die Höhe der Aggressionsrate bestimmt die weitere Entwicklung des Kindes. Ist die Aggressionsrate sehr gering, besteht die Möglichkeit, dass diese Kinder sich schon im ersten Lebensjahr unter der Diagnose „plötzlicher Kindstod" sterben. Oder sie koppeln sich unter der Diagnose Autismus aus dem Weltgeschehen aus.

Unter den so geprägten Kindern sind auffällig viele musisch begabte, die in die Welt der Kunst entfliehen und sich ihren Gefühlen ergeben.

Mit der Pubertät und nach der Pubertät steigt die Selbstmordrate sprunghaft an. Kann die hohe Aggressionsrate, die gegen sich und andere besteht, nicht mehr auf andere übertragen werden, richtet sie sich nunmehr ganz gegen sich selbst. Ist die Aggression nicht ganz so hoch, flüchtet der betreffende in die Sucht.

Partnerschaften werden äußerst selten eingegangen, da die Nähe der Beziehung nicht ausgehalten werden kann. Die Verbindungen gehen nach kurzer Zeit auseinander oder werden auf Abstand gehalten..

*

Ich öffnete die Tür meines Sprechzimmers und stolperte über einen gewaltigen Ast. Diese peinliche Situation wollte ich humorvoll lösen und fragte nach dem dazugehörigen Hund. Die Antwort meiner Sprechstundenhilfe war: Der liegt vor der Eingangstür und der dazugehörige Patient sitzt im Wartezimmer. Sollen wir ihn aufrufen?

Es kam ein baumlanger, kräftig gebauter Mann auf mich zu, barfuß, schwarze Fingernägel, kurze zerfranste Shorts, schmutzig. Er legte ein armlanges Beil vor mir auf meinen Schreibtisch, wobei er bemerkte: „Sie sind mir empfohlen worden". Ich muss ehrlich gestehen, dass mir solche Situationen Angst bereiten ... Er erzählte, dass er sich in psychiatrischer Behandlung befindet, und schimpfte endlos über seine Mutter, die seinen Vater verlassen habe, dass er ungewollt war ... Er besuchte mich noch einige Male in meiner Praxis. In der Zeitung las ich später, dass er sich in mehrere Schlägereien verwickelte und ihn die Polizei mehrmals aufgriff. Eine unendliche Geschichte ...

Klasterpflaster Blau

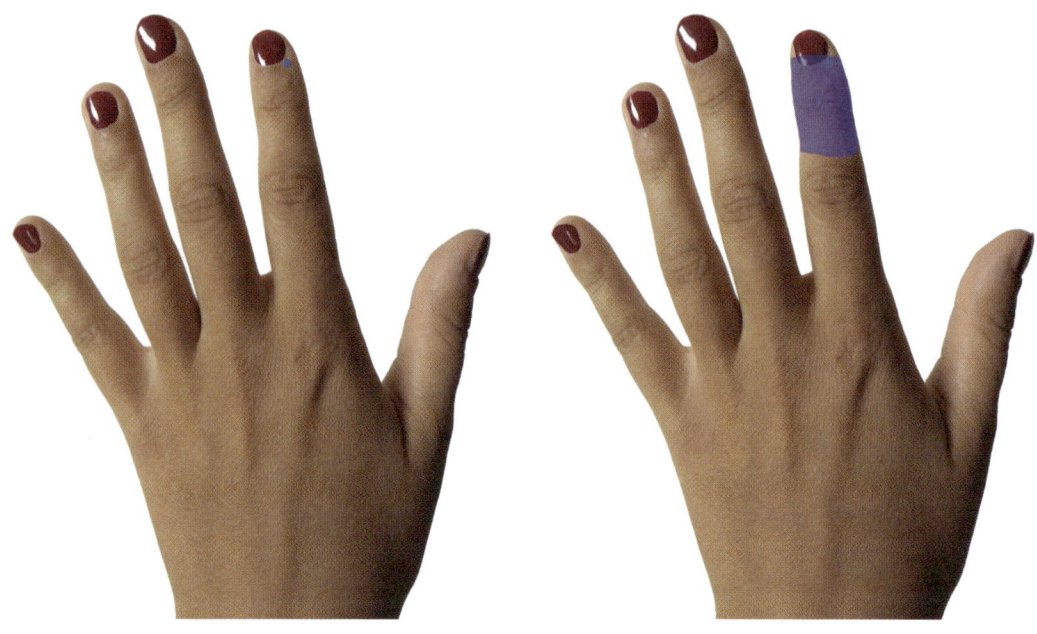

Die Klaster Kugel wird seitlich unterhalb des inneren Nagelwinkels des Zeigefingers platziert und mit einem ca. 10cm langem, blauen Klasterflexband unter leichtem Zug fixiert.

Klaster-Partner-Therapie

Beim fünften Klaster liegt die Hauptverspannungszone über der gesamten Brustwirbelsäule. Eine kleinere Zone breitet sich über der mittleren Lendenwirbelsäule aus. Ein Taping-Gel wird über diesen Zonen verstrichen und von unten seitlich der Dornfortsätze nach oben und dann in eine spannungsfreie, „gesunde Zone" einmassiert.

Sind die verspannten Zonen massiert und das Gel eingetrocknet, dreht sich der Partner auf den Rücken. Beide Arme liegen neben dem Partner. Die Schultern liegen entspannt auf der Liege auf. Sie, der Behandler, umfassen mit Ihrer linken Hand (Armbanduhr und Schmuck wurden zuvor abgelegt) die obere Brustwirbelsäule des Partners. Die rechte Hand liegt mit locker gespreizten Fingern, flächig im Kontakt mit der Haut, über dem oberen Brustbein des Partners auf. Bei dieser aus der Craniosacraltherapie übernommenen Behandlung wird Wärme in den Bereich der paravertebralen Nervennetze gelenkt. In unserem Fall ist es das Netz, welches die Durchblutung in Lunge und Bronchen regelt (Plexus pulmonalis). Beim Halten sitzt der Behandler entspannt auf einem bequemen Hocker oder Stuhl und vermeidet bei sich jede unbequeme Fehlhaltung. Sie halten solange das Brustbein bis aus dem Brustkorb aufsteigende Wärme in die Hand einflutet. Unter dieser Therapie treten beim Partner in der Regel verstärkt Darmgeräusche auf, die den Entspannungszustand des Partners unterstreichen und erwünscht sind.

Zusätzliche therapeutische Strategien

Wichtig ist bis zum Eintritt der Beschwerdefreiheit, drogenfrei zu leben (Zigaretten, Cannabis, Alkohol) und die Lunge frei von Reizstoffen aus dem Umfeld zu halten. Als effektive Diät bei Reizdarm, Lungen- und Immunstörungen empfiehlt sich die gluten-und laktosefreie Paleo-Diät (Steinzeitdiät).

Zur Unterstützung können vom Partner 15 cm lange blaue Tapes auf 20 cm ausgezogen beidseits neben der Brust- und Lendenwirbelsäule aufgebracht werden.

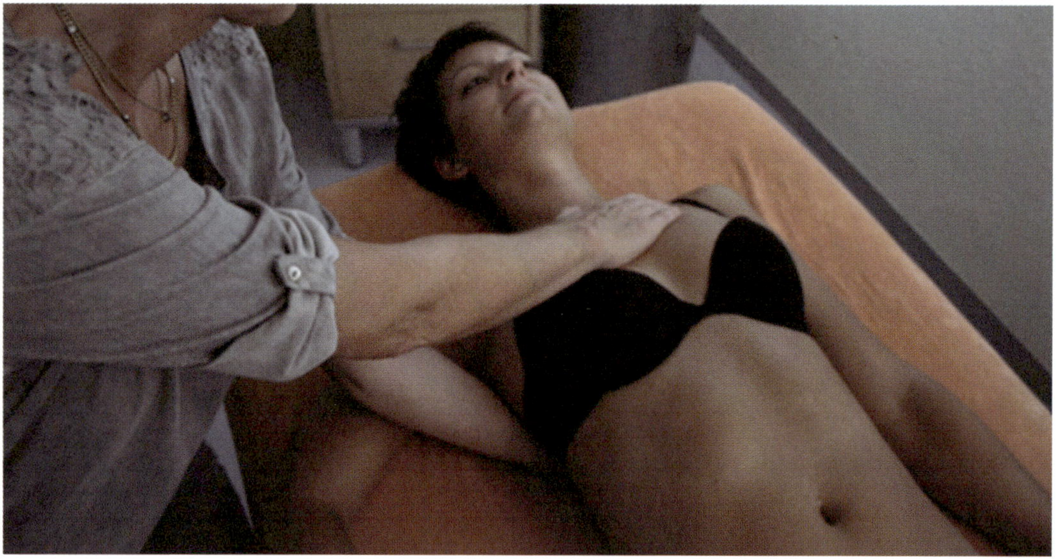

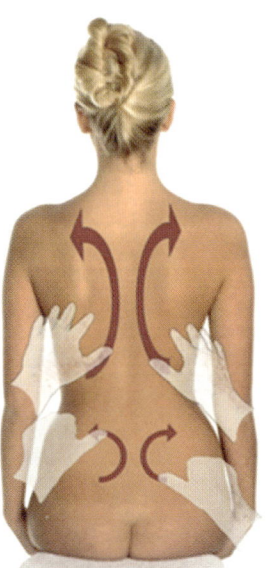

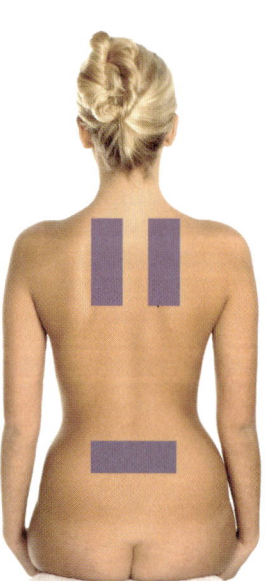

Ursache in Gegenwart und Vergangenheit

Einschränkung der Pankreasfunktion, das unerwünschte und in der Schwangerschaft schlecht versorgte Kind

Hals, Nacken

Nackenspannung links

Bewegungsorgane

Schulter-Armsyndrom links

Haut

Neigung zur Schweißbildung

Stoffwechsel Hormone

Insulinresistenz
Burnout

Lass es uns gemütlich machen, versorge mich und höre mir zu!

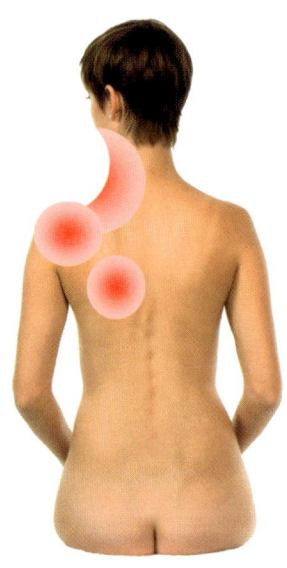

Psyche, Verhalten Angst

Angst nicht versorgt zu werden, positive Redseligkeit, Neigung zu Übergewicht, Bipolarität

Kopf

Scheitelkopfschmerz

Brustkorb

Ausstrahlende, drückende oder stechende Schmerzen unter linken vorderen Brustkorb

Magen Darm

Neigung zu weichen Stühlen und Durchfall

Klaster 6p

mögliche Beschwerden und Auffälligkeiten

Heißhunger, Kaltschweißigkeit, Schulterschmerzen links, Schulter-Arm-Syndrom links, Verspannungen im Bereich der unteren Brustwirbelsäule, Verspannungen im Bereich des 3.-5. Halswirbels links, Neigung zu Kopfschmerzen im seitlichen Kopfbereich links (aber auch beidseits hinter das Auge ausstrahlend), Aufstoßen, Neigung zu Übergewicht, Heißhunger auf Süßes oder Kräftiges, breiige Stühle, Insulinresistenz, Burnout

Ursachen in der Vergangenheit und Gegenwart

Ursache in Gegenwart und Vergangenheit

Einschränkung der Pankreasfunktion, das unerwünschte und in der Schwangerschaft schlecht versorgte Kind

Auch hier liegt, wie bei Klaster 5, die Tatsache vor, dass das Kind nicht erwünscht ist. Doch anstatt sich zurückzuziehen, wird der Kampf um die Berechtigung zum Leben aufgenommen.

Psyche, Verhalten, Angst

Psyche, Verhalten Angst

Angst nicht versorgt zu werden, positive Redseligkeit, Neigung zu Übergewicht, Bipolarität

Ein treibender Gedanke dieser Kinder ist, nicht genügend versorgt zu werden, nicht satt zu werden. Es sind positiv denkende Menschen, die ihre Person in den Vordergrund spielen, um wahrgenommen zu werden. Sie stellen sich gerne in den Mittelpunkt, schwätzen und wissen angeblich alles besser, reden lieber, anstatt etwas anzupacken und haben eine maßlose Angst, Fehler zu begehen. Ihr Mund ist dauernd in Aktion, er isst, trinkt, er lutscht, raucht oder spricht. Er holt sich das, was ihm als Kind vorenthalten wurde: Die Zuwendung, die Liebe und der Kontakt zur Mutter, dass Interesse an seiner Person.

Typen in diesem Klaster sind z.B. der orale Schwätzer mit geringer Aggression. Er ist allein, impulsiv, aber reizbar, ruhelos, spürt eine innere Leere, hat Angst vor der Realität, hat hohe Erwartungsängste, er ist nicht selbstbewusst, stellt sich aber gerne in den Mittelpunkt, ist sehr anhänglich und zelebriert Rederituale. Die Sexualität dient ihm nur zur Suche nach Geborgenheit. Er wird krank, wenn diese Geborgenheit in Frage gestellt wird. Es bestehen ausgeprägte Schwankungen im Antrieb, im Denken und in der Stimmungslage.

Die resultierende Ängste: Angst, nicht anerkannt zu werden; Angst vor Zuwendungsverlust, Angst vor unzureichender Nahrung.

Kopf, Bewegungsorgane, Hals, Nacken

Kopf

Scheitelkopfschmerz links

Bewegungsorgane

Schulter-Armsyndrom links

Hals, Nacken

Nackenspannung links

Das Zwerchfell wird von Spinalnerven der mittleren Halswirbelsäule versorgt. Während der embryonalen Entwicklung und Umformung in den ersten drei Monaten der Schwangerschaft (vom 28. bis 57. Tag) wandert mesodermales Zellgewebe in den Bauchraum und unterteilt ihn in drei Höhlen: die Perikardhöhle, die das Herz umschließt, die Pleurahöhle der Lunge und die Peritonealhöhle, die die Bauchorgane beinhaltet. Die Bauchorgane werden teils vollständig, teils nur partiell vom Bauchfell umschlossen. Direkt unter dem rechten Anteil des Zwerchfells liegt die Leber, links kontaktieren Magen und Bauchspeicheldrüse die Muskelplatte. Störungen dieser Organe werden über die Zwerchfellnerven direkt zum dritten bis 5. Halssegment gemeldet. Die Segmente reagieren mit Muskelverspannungen und der langfristigen Folge von Bandscheiben-problemen im Bereich der Halswirbelsäule.

In der Regel ist es der stressgeplagte Magen, der über das Zwerchfell seinen Zustand in der linken Schulter meldet. Die Reizgastritis kann über kurz oder lang in eine chronische Magenschleim-hautentzündung übergehen und damit ein chronisches Schulter-Armsyndrom links hervorrufen.

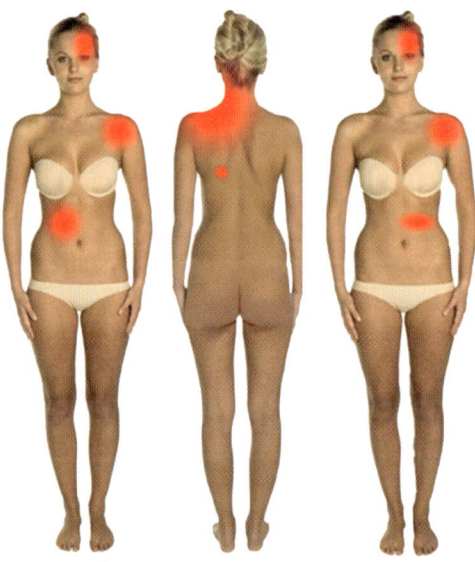
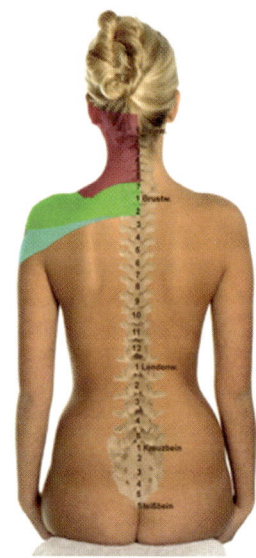

Magentyp   Pankreastyp   betroffene Segmente der Halswirbelsäule

Die Beschwerden sind oft gepaart mit einem linksseitigen Scheitelkopfschmerz, der hinter das Auge ziehen kann und einer deutlichen Verspannung im Nackenbereich links.

Wenn die Bauchspeicheldrüse Probleme hat, sei es eine Pankreatitis oder ein erhöhter Blutzucker, finden wir dieselben Beschwerden.

Aber auch Störungen im Bereich des linken Lungenflügels und des Herzens können sich in seltenen Fällen so äußern. Durch eine „falsche" Bewegung, einen Sturz, eine plötzliche Überlastung tritt dann der bisher stumme Symptomenkomplex zu Tage.

Strahlen die Schmerzen ins Ellenbogengelenk links aus (Tennisellenbogen, Golf-Arm) oder wacht man morgens mit eingeschlafenen Händen auf (Carpaltunnel- oder Medianus-Syndrom), sind häufig noch tiefere Segmente betroffen.

Da eine mangelnde Enzymproduktion der Pankreas einen Reizdarm nach sich zieht, kommt es ebenfalls zu einer Störung im Reflexzonenbereich des Darmes in Höhe des 3. bis 4. Lendenwirbels. Ernährungsstörungen im Knorpel und Knochenbereich von Hüften und Knien mit Bewegungsstörungen, Schmerzen und Chondroarthrosen (Degeneration des Gelenkknorpels) der Hüfte, der Knie und der Menisci sind zu erwarten.

Haut, Stoffwechsel, Hormone

Haut	Stoffwechsel Hormone
Neigung zur Schweißbildung	Insulinresistenz Burnout

Der ständige Heißhunger nach etwas Süßem oder Kräftigem treibt den Insulinspiegel in die Höhe. Die verstärkte Produktion von Insulin erzeugt Hungergefühle. Es entsteht ein Teufelskreis, aus dem der Körper nicht mehr herauskommt. Er zieht die Notbremse, dadurch, dass er die Wirkung des Insulins unterbindet und bei hohem Anteil an Insulin im Blut kein Zucker mehr in die Zellen eingelagert werden kann. Wir sprechen von Insulinresistenz. Diese Unterzuckerung ist immer von einer verstärkten Schweißbildung und körperlicher Unruhe begleitet. Da diese Symptomatik alle Körperzellen einschließlich der Hirnzellen betrifft, wird bei dieser Konstellation über Müdigkeit, Erschöpfung, Konzentrationsstörungen und Burnout geklagt.

Magen, Darm

Bei einer Pankreasschwäche kommt es aufgrund verminderter basischer Enzymproduktion zu gestörter Verdauung von Fetten, Eiweißen und Polysacchariden. Die Folge ist ein lästiger Durchfall, der kurzfristig zum chronischen Reizdarm führt.

Brustkorb, Krebs

Ein typisches Zeichen einer beginnenden Pankreasschwäche ist ein Druck unter dem linken Rippenbogen, der in der Regel mit breiigen Stühlen verbunden ist. Kommt, wie es häufig der Fall ist, eine Leberschwäche hinzu, treten wechselnde Stühle auf.

Treten dauernde Verspannungen in Höhe des 6. Brustwirbels auf, ergibt sich hieraus eine anhaltende Mangeldurchblutung und Funktionseinschränkung im Bauchspeicheldrüsenbereich. Es resultiert eine verminderte Produktion der Verdauungssäfte und des Insulins. Blähungen mit Fehlbesiedlung des Dünn- und Dickdarms auf der einen Seite, Blutzuckeranstieg in Belastungssituationen oder ein manifester Diabetes auf der anderen Seite sind die Folge.

Ein chronischer Konflikt führt gerade in diesem Funktionskreis bei hinzukommender Unterdrückung der eigenen Emotionen oft zu Pankreasfibrose und im schlimmsten Fall zum Pankreaskarzinom. Es sind immer die redseligen, sympathischen, gutgelaunten Typen, die nach einer langen Vorlaufzeit erkranken.

Klaster-Stories

In einer Familie der mittleren sozialen Schicht kommt ein Mädchen zur Welt. Zum Zeitpunkt der Zeugung war es nicht erwünscht. Um den Lebensunterhalt bestreiten zu können, mussten beide Elternteile arbeiten gehen. Nach der Geburt wurde das Kind in die Obhut der Großmutter gegeben, die gleichzeitig auch noch „Tagesmutter" für zwei weitere Enkel war. Zeit für genügend Zuwendung vonseiten der Großmutter für ihre Enkelkinder gab es nicht.
Um die Zuwendung, die ihm als Kind entzogen wurde, wenn auch verspätet, endlich von ihrem Umfeld zu erhalten, entwickelte sich das Mädchen zur Maulheldin. Sie stand immer im Mittelpunkt, weil man über sie die letzten Neuigkeiten erfahren konnte, weil sie immer phantastische Geschichten wusste und wenn man ihr ein Eis spendierte, war man in ihren Freundeskreis mit aufgenommen. Sie erlernte einen Beruf, in dem es weniger auf Leistung, sondern mehr auf Überzeugungsfähigkeit ankam und wurde nach einer kaufmännischen Lehre und einem abgebrochenen Studium der Betriebswissenschaften Pharmavertreterin. Sie lernte einen Rechtsanwalt kennen, etwas älter als sie, der ihr endlich die mütterliche Zuwendung gab, die sie als Kind so vermisste. Er finanzierte ihr einen Laden, in dem sie Schreibwaren verkaufte und gleichzeitig Reisen und Immobilien vermittelte. Über das angeschlossene Reisebüro kam sie billig in der Welt herum und konnte ihre Kunden über ihre aktuellsten Erlebnisse auf dem Laufenden halten. Die Ehepartner, die aufgrund ihrer beruflichen Tätigkeit relativ selten zusammenfanden und auch kaum gemeinsame Reisen unternahmen, lebten sich auseinander. Die Frau erkrankte am Pankreaskopfkarzinom und verstarb nach drei Jahren.

*

Hans-Joachim Kulenkampff war ein begnadeter Moderator und Conférencier. Er begann als Sprecher beim Hessischen Rundfunk und erzielte im Fernsehen mit seiner Spielshow „Einer wird gewinnen" eine ungeahnte Popularität. Seine Schlagfertigkeit machte ihn zum Publikumsliebling. Mit seiner kräftigen Statur und der charmanten Art verkörperte er das Bild des

Pankreastyps: Kein Kostverächter und immer auf der Suche nach Zuwendung, redet er jeden an, um sich in die Gesellschaft zu integrieren und auch um Wortführer zu werden. Sein Sohn erzählte in einem Fernsehinterview nach seinem Tod, dass der Vater seiner Mutter sogar bis zur Toilettentür folgte, um sich bei geschlossener WC-Tür noch mit ihr unterhalten zu können ...

Ursache in Gegenwart und Vergangenheit

das unerwünschte und in der Schwangerschaft schlecht versorgte Kind, starke Stressbelastung, fehlerhafte Stressverhalten

Hals, Nacken

Nackenspannung links

Bewegungsorgane

Schulter-Armsyndrom links

Stoffwechsel

Übersäuerung

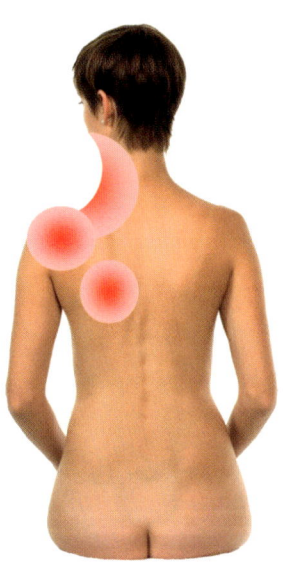

Du störst meinen Gedankenfluss. Verschwinde!

Psyche, Verhalten, Angst*

Anspruch versorgt zu werden, negative Redseligkeit, Neigung zu Übergewicht

Kopf

Scheitelkopfschmerzen links, Falten seitlich des Mundes

Brustkorb

Bei Entzündung der Speiseröhre, stechende Schmerzen zwischen den Schulterblättern

Magen Darm

Reizmagen, Gastritis, Magengeschwür, Zwölffingerdarmgeschwür

Klaster 6m

mögliche Beschwerden und
Auffälligkeiten

Alle Beschwerden auf einen Blick

Appetitlosigkeit, Spannungsgefühl im Oberbauch, saures, Aufstoßen, Schluckauf, Mundgeruch, Kältegefühl, morgendliche Müdigkeit, Depression und Gereiztheit, Schulterschmerzen links, Energiemangel, Schwäche, Kraftlosigkeit, Völlegefühl, Sodbrennen, Magendruck, Reizmagen, Gastritis, Magengeschwür, Duodenalulcus (Zwölffingerdarmgeschwür), eher hagerer Körperbau, Scheitelkopfschmerzen links, Falten seitlich des Mundes

Ursache in Gegenwart und Vergangenheit

Ursache in Gegenwart und Vergangenheit

das unerwünschte und in der Schwangerschaft schlecht versorgte Kind, starke Stressbelastung, fehlerhafte Stressverarbeitung

Die Ursachen in der Vergangenheit decken sich mit denen im Klaster 6 p

Psyche, Verhalten, Angst

Psyche, Verhalten, Angst

Anspruch versorgt zu wer-
den, negative Redseligkeit,
Neigung zu Untergewicht

Er ist genauso geschwätzig wie der Pankreastyp, zieht seine Energie jedoch aus dem Negativen. Beim Erzählen negativer Eindrücke blüht er auf und genießt die Wirkung seiner Geschichten auf das Umfeld, das diesen Negativismus aufgreift und verstärkt. Im Gegensatz zum Pankreastypen ist seine Statur hager. Sein Mund wird von einer tiefen Magenfalte eingerahmt, die oft noch von einer geraden, vom Unterkiefer aufsteigenden Hautfalte gefolgt wird. Ein Zeichen für eine zusätzliche Übersäuerung des Zwölffingerdarms. Er sieht sein Umfeld als Bedrohung, lebt in seiner Welt der Zahlen, Tabellen, einer Welt in der er akribisch seinen Ordnungszwang ausleben kann.

Magen, Darm

Magen, Darm

Reizmagen, Gastritis,
Magengeschwür,
Duodenalulcus

Aufgrund fehlerhafter Stressverarbeitung bei einem ausgeprägten Negativismus findet eine vermehrte Magensäureproduktion statt. Er oder sie „wird sauer".

Bewegungsorgane, Hals, Nacken

Bewegungsorgane

Schulter-Armsyndrom
links

Hals, Nacken

Nackenspannung links

Wie bei Klaster 6 p, der Druckschmerz liegt jedoch zwischen rechtem Rippenbogen und Nabel. Siehe dort.

Über die „Zwerchfellnerv-Kopplung" Zwerchfell- Halswirbelsäule (s.o.) kommt es bei Magen- und Pankreasstörungen häufig zu Bandscheibenproblemen in Höhe des 3. bis 5. Halswirbels.

Die Störung dieser Spinalnerven führt zu Schmerzen im linken Schulter- und Oberarmbereich und auf Dauer zu Ernährungsstörungen von Knorpel- und Knochenanteilen im linken Schultergelenk. Damit kommt es langfristig zur Arthrose.

Die oben genannten Einschränkungen der Spinalnerven bedingen gleichzeitig ein Medianus- oder Carpaltunnel- Syndrom links. Die Hände sind nach dem Aufwachen noch eingeschlafen. Es treten Sensibilitätsstörungen wie Taubheitsgefühl, Ameisenlaufen oder Kribbeln im Handbereich auf.

Kopf

Der Mund wird von einer tiefen Magenfalte eingerahmt, die oft noch von einer geraden, vom Unterkiefer aufsteigenden Hautfalte gefolgt wird. Dies ist ein Zeichen für eine zusätzliche Übersäuerung des Zwölffingerdarms.

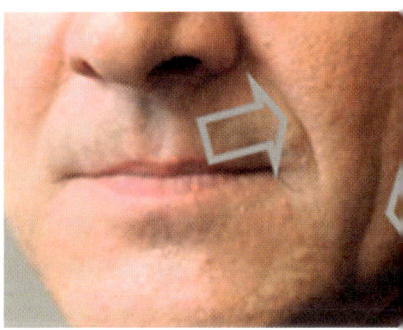

Klaster-Stories

Mathe fand er cool, was ihn bei seinen Mitschülern nicht unbedingt beliebter machte. Die Hausaufgaben hätte er doch wenigstens abschreiben lassen können. Aber nein, er war ein Einzelgänger und der Rest der Welt nervte ihn. Nach der Schule machte er eine Leere beim Finanzamt. Da hatte er einen eigenen Schreibtisch, seine Ordnung und seine Ruhe. Hier konnte er in seine Zahlenwelt entfliehen. Und als Beamter war seine Zukunft abgesichert. Mit seinem Chef kam er nicht klar und er ärgerte sich regelmäßig über dessen Ansichten und den Druck, den er ihm machte. Sodbrennen war an der Tagesordnung. Mit 33 Jahren bekam er sein erstes Magengeschwür, welches er mehr oder weniger erfolgreich mit einem Säureblocker im Griff hatte. Dann traten diese ätzenden Schulterschmerzen links auf, die orthopädisch nicht in den Griff zu bringen waren und immer schlimmer wurden. Als er plötzlich Blut erbrach, war das Magenkarzinom schon zu weit fortgeschritten.

Klasterpflaster Violett

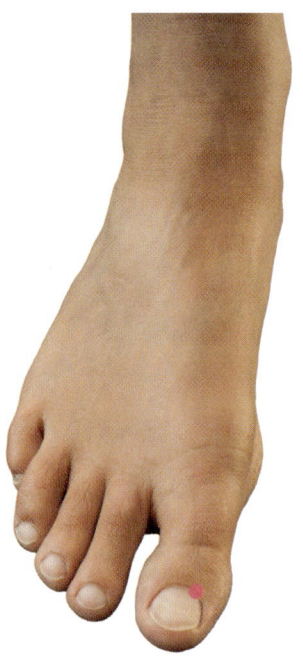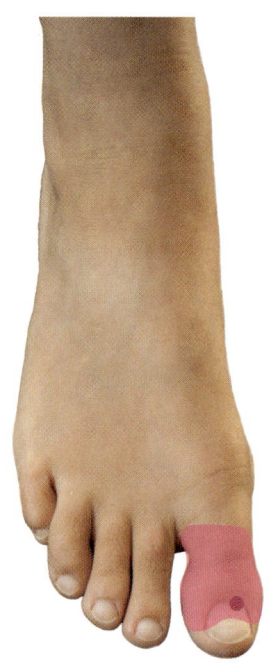

Die Klaster Kugel wird seitlich unterhalb des äußeren Nagelwinkels der großen Zehe platziert und mit einem ca. 10cm langem violetten Klasterflexband unter leichtem Zug fixiert.

Klaster-Partner-Therapie

Beim 6. Klaster liegt die Hauptverspannungszone handbreit am unteren, inneren Winkel des linken Schulterblattes. Das Taping-Gel wird über dieser Zone verstrichen und von unten seitlich der Dornfortsätze nach oben und dann in eine spannungsfreie, „gesunde Zone" einmassiert.
Sind die verspannten Zonen massiert. Ist das Gel eingetrocknet, dreht sich der Partner auf den Rücken. Beide Arme liegen neben dem Partner. Die Schultern liegen entspannt auf der Liege auf. Sie, als Behandler, umfassen mit Ihrer linken Hand (Armbanduhr und Schmuck wurden zuvor abgelegt) die untere Brustwirbelsäule des Partners. Die rechte Hand liegt mit locker gespreizten Fingern, flächig im Kontakt mit der Haut des Partners verbunden, über dem mittleren Oberbauch zwischen den Rippenbögen des Partners auf. Bei dieser aus der Craniosacraltherapie übernommenen Behandlung wird Wärme in den Bereich der paravertebralen Nervennetze gelenkt. In unserem Fall ist es das Netz, welches die Durchblutung im Oberbauch und die Darmdurchblutung regelt (Plexus solaris). Beim Halten sitzt der Behandler entspannt auf einem bequemen Hocker oder Stuhl und vermeidet bei sich jede unbequeme Fehlhaltung.
Sie halten so lange den Oberbauch bis aus dem Bauch aufsteigende Wärme in die Hand einflutet. Unter dieser Therapie treten beim Partner in der Regel verstärkt Darmgeräusche auf, die den Entspannungszustand des Partners unterstreichen und erwünscht sind.

Zusätzliche therapeutische Strategien

Wichtig ist bis zum Eintritt der Beschwerdefreiheit, jeden möglichen Stress zu vermeiden. Stark säuernde Lebensmittel, wie Kaffee, grüner und schwarzer Tee sollten vermieden werden.
Zur Unterstützung kann vom Partner ein 10 cm langes Tape auf 12 cm ausgezogen linksseitig neben der unteren Brustwirbelsäule aufgebracht werden.

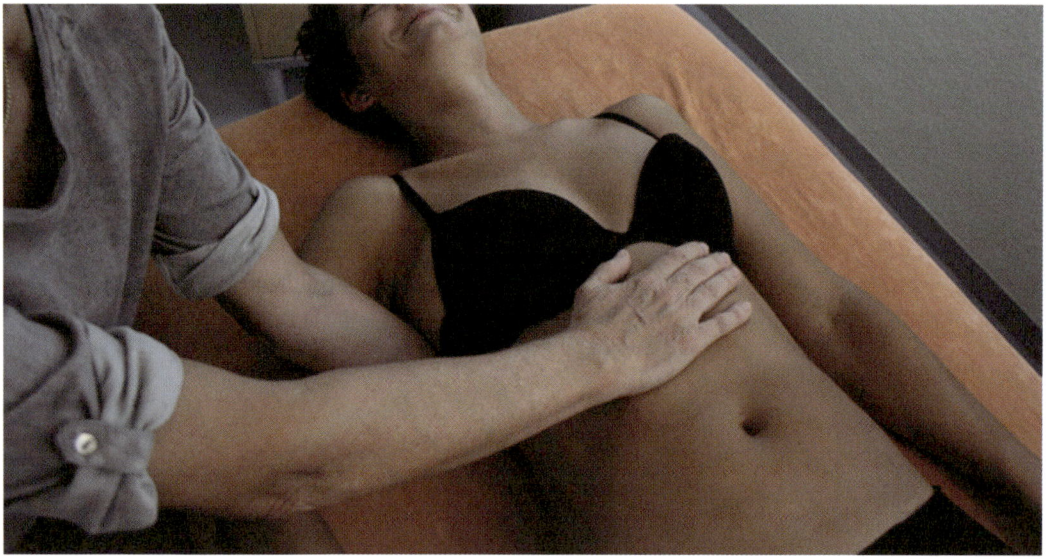

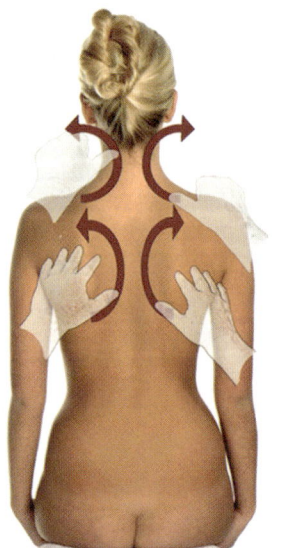

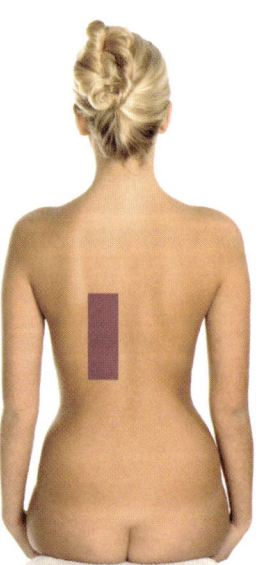

Beschwerden- und Symptomenverzeichnis

3 3. bis 4. Brustwirbelkörper, Verspannung im Bereich

2 3. bis 6. Brustwirbels, Beschwerden im Bereich des

2 7. Halswirbels, Beschwerden im Bereich des

3 11. Brustwirbelkörper bis Lendenwirbelkörper 1, Verspannung im Bereich

5 Aggressionsrate, hohe

5 Allergien, Neigung zu

6m Appetitlosigkeit

2 Arm, ausstrahlenden Schmerzen in die Kleinfingerseite des linken Arms

5 Asthma

6p Aufstoßen

6m Aufstoßen, saures

4 Aufwachen zwischen 3 und 5 Uhr nachts

4 Augen, trockene

4 Auge, Scheitelkopfschmerzen, die oft bis hinter ein Auge ziehen

4 Augenlider, geschwollene

3 Ausbleiben des Eisprungs,

1 Ausfluss aus der Scheide

1 Ausfluss, wundes Gefühl in der Scheide mit Ausfluss

5 Autismus

5 Bauchkrämpfe

1 Blasendruck

1 Bettnässen, bei Kindern

5 Blähbauch

4 Blähungen

4 Bewegung der rechten Schulter eingeschränkt0

3 Brust und Brustdrüse ausstrahlen; Verspannungen zwischen den Schulterblättern, die in Achsel

2 Brustkorb, Engegefühl im

3 Brustspannung

6p **6m** Brustwirbelsäule, Verspannungen im Bereich der unteren

5 Bulimie

4 cholerische Anfälle

5 Darmstörungen

3 Depressionen, Neigung zu

5 Depression, Neigung zu

6m Depression

4 Darmausgang, Juckreiz mit folgendem Ekzem

6m Duodenalulcus (Zwölffingerdarmgeschwür),

6p Durchfälle

5 Durchfälle

4 Durchschlafstörungen	**1** Haarausfall
4 Durst, nächtlicher	**5** Hals, Kloßgefühl im
	4 Hämorrhoiden
2 Einschlafstörungen	**1** Hände, kalte (besonders bei Frauen)
1 Eisprung bleibt aus	**1** Harndrang
3 Eisprung bleibt aus	**2** Harndrang
1 Eisprungschmerzen	**5** Haut, trockene, schrundige, dicke, schlecht heilende Haut
4 Erhöhter Cholesterinspiegel	**5** Hautausschlägen, Neigung zu
5 Ekzeme	**6p** Heißhunger auf Süßes oder Kräftiges
4 Ekzem, Darmausgang, Juckreiz mit folgendem	**2** Herz, Druckschmerzen vor dem Herzen und zwischen den Schulterblättern
6m Energiemangel	**2** Herzjagen
1 Endometriose	**3** Herzjagen
	2 Herzklopfen, Neigung zu abendlichem
6m Falten seitlich des Mundes	**3** Herzstolpern
3 Falten seitlich des Auges	**1** Hitzewallungen
4 Fibromyalgie	**4** Hitzewallungen
5 fibromyalgieartige Beschwerden	**4** Hodensack, Juckreiz mit folgendem Ekzem
4 Finger rechts, taube, eingeschlafene, gefühllose	**4** Hüftgelenkschmerzen- und Knieschmerzen
6p **6m** Finger rechts, taube, eingeschlafene, gefühllose	**5** Husten
1 Füße, kalte	**5** Immunschwäche
6m Gastritis	
3 Gefühl, zu enge T-Shirts zu tragen.	**4** Juckreiz mit folgendem Ekzem, beginnend im Bereich der äußeren Scheide, Hodensack und um den Darmausgang
2 Gemütsstörungen	**6p** Kaltschweißigkeit
2 geistige Unruhe	
6m Gereiztheit	

[3] Periode, unregelmäßige
[1] Periode, unregelmäßige, verstärkte, verlängerte, verkürzte, schmerzhafte
[1] Periodenschmerzen
[1] Probleme beim Wasserlassen
[3] prämensruelles Syndrom
[3] Prolaktinspiegel, erhöhter

[1] Reizblase
[5] Reizdarm
[5] Reizhusten
[6m] Reizmagen
[5] Rheuma

[3] Schilddrüsenüberfunktion
[5] schizoides Verhalten
[3] Schläfenkopfschmerzen
[4] Schlafstörungen, Durchschlafen
[2] Schlafstörungen, Einschlafen

[6m] Schluckauf
[1] Schmerzen beim Verkehr
[1] Schmierblutung und Zwischenblutung
[6m] [6p] Schulterschmerzen links
[4] Schulterschmerzen rechts
[6m] [6p] Schulter-Arm-Syndrom links
[6m] Schwäche
[5] Selbstmord, Neigung zu Depressionen und Gedanken an Selbstmord

[5] Selbstzerstörung, Neigung zur
[6m] Sodbrennen
[6m] Spannungsgefühl im Oberbauch
[2] Spannungsgefühl im Unterbauch
[5] Stühle mit Schleimauflagerungen oder Blut
[6p] Stühle, breiige
[5] Suizidalität

[4] Tinnitus

[6m] Übergewicht, Neigung zu
[4] Unterlippe, seitliche Anteile der Unterlippe geschwollen

[6p] [6m] Verspannungen im Bereich des 3.-5. Halswirbels links (aber auch beidseits hinter das Auge ausstrahlend)
[3] Verspannungen zwischen den Schulterblättern, die in Achsel, Brust und Brustdrüse ausstrahlen
[6m] Völlegefühl
[1] Völlegefühl im Unterbauch

Glossar

Analgetika	Medikamente gegen Schmerzen
Antidepressiva	Medikamente gegen Depression
Antiphlogistika	Medikamente gegen Entzündung
Antirheumatika	Medikamente gegen rheumatische Beschwerden
Arteriosklerose	Arterienverkalkung
Autismus	Entwicklungsstörung, die unter anderem zu Schwächen in sozialer Interaktion und Kommunikation führt
Autoimmunerkrankung	Überbegriff für Krankheiten, deren Ursache eine überschießende Reaktion des Immunsystems gegen körpereigenes Gewebe ist
Arthrose	Gelenkverschleiß
bipolar	ausgeprägte Schwankungen im Antrieb, im Denken und in der Stimmungslage einer Person
Bulimie	Ess-Brechsucht
Carpaltunnelsyndrom	Quetschung des Medianus-Nerven zwischen Handwurzelknochen und Carpalband
Colitis ulcerosa	geschwürige Dickdarmentzündung
craniosacral	Bezug auf die Schädel-Kreuzbein Kopplung
lavierte Depression	verborgene Depression
Dermatom	Hautbereich, der von den sensiblen Fasern einer Spinalnervenwurzel autonom (über das vegetative Nervensystem) versorgt wird.
Dupuytren'sche Kontraktur	Schrumpfung des Bindegewebes der Handinnenfläche
Endometriose	gutartige Wucherung der Gebärmutterschleimhaut
Fibromyalgie	chronische Schmerzerkrankung mit Fasermuskelschmerz
Gastritis	Magenschleimhautentzündung

Histamin	Gewebshormon, welches die Entzündungsreaktion bewirkt
HPV	humane Papillom Viren, die im Genitalbereich Warzenbildung auslösen und für die Entstehung von Gebärmutterhalskrebs verantwortlich gemacht werden
ileosacral	Bezug auf Darmbein-Kreuzbeinbereich
Insulinresistenz	das Blutzuckersenkende Hormon Insulin ist in seiner Wirkung eingeschränkt
Koronaren	Herzkranzgefäße
Kraurosis	Degeneration der äußeren Scheide
Krupp Husten	Plötzlicher trockener und bellender Husten beim Baby oder Kleinkind
Lichen sclerosus	Degeneration der äußeren Scheide
Lungenfibrose	Erkrankung des Lungengewebes, die durch verstärkte Bildung von Bindegewebe zwischen den Lungenbläschen und den sie umgebenden Blutgefäßen gekennzeichnet ist
Morbus Crohn	chronisch-entzündliche Darmerkrankung
Neurodermitis	chronische Erkrankung, die sich durch rote Ekzeme auf der Haut äußert
Nitrosativer Stress	übermäßige Belastung mit Stickstoffoxid-Radikalen, welche eine Erkrankung des Atmungssystems der Zellen verursacht und Auslöser für zahlreiche chronisch entzündliche Erkrankungen ist
Ochratoxin	Ochratoxine sind eine Gruppe von Schimmelpilzgiften, die vor allem Leber und Niere schädigen. Hohe Konzentrationen liegen im Kaffee vor.
Östrogene	Die Östrogene gehören neben den Gestagenen zu den weiblichen Sexualhormonen
Papanicolaou	Der Pap-Test wurde von dem griechischen Arzt George Papanicolaou entwickelt. Er dient der Früherkennung eines Gebärmutterhalskrebses.
PCOS	Das polyzystisches Ovarialsyndrom bzw. Ovarsyndrom ist eine hormonelle Störung.

Pericard	Herzbeutel
Plexus	autonomes Nervennetz (sie dienen zur vegetativen Steuerung bestimmter Organe und Körperareale)
Prolaktin	Prolaktin ist ein Stresshormon, welches in der Hypophyse gebildet wird. Es regt die Milchbildung im Wochenbett an und verhindert den Eisprung.
schizoid	Die schizoide Persönlichkeitsstörung zeichnet sich aus durch einen Rückzug von affektiven, sozialen und anderen Kontakten mit einzelgängerischem Verhalten und eine in sich gekehrte Zurückhaltung.
Schulter-Armsyndrom	Schmerzen und Verspannungen im Nacken-, Schulter-, Arm- und Handbereich
Suizidalität	Neigung zum Selbstmord
Tennisellenbogen	Bewegungsschmerzen im Ellenbogenbereich. In der Regel über eine Störung der Halswirbelsäule ausgelöst
workaholic	arbeitssüchtig

Über den Autor

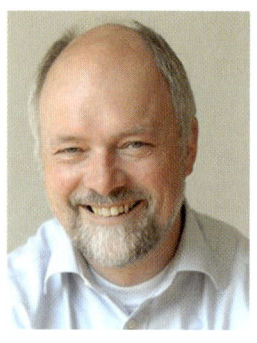

Dr.med. Winfried Weber, Jahrgang 1948, Vater von vier Kindern, studierte in Marburg Medizin und schloss seine Facharztausbildung für Gynäkologie nach klinischer Tätigkeit in Marburg, Gießen und Oldenburg in Bremen ab. Zusammenarbeit mit dem Institut für Arbeits- und Sozialmedizin der Uni Heidelberg auf dem Gebiet der Regulationsthermographie. Softwareentwicklung thermographischer Untersuchungsprogramme. Internationale Vorträge und Veröffentlichung zahlreicher Arbeiten und Bücher. Dr. Weber führt die Zusatzbezeichnungen Umweltmedizin, Naturheilverfahren sowie Akupunktur und forscht auf den Gebieten der Infrarotthermographie, der projektionsfreien Therapie, der Traditionellen Chinesischen Medizin und der funktionellen Medizin. Seit 2005 leitet er in Darmstadt eine eigene Praxis mit den Schwerpunkten Präventionsmedizin, ganzheitliche Frauenheilkunde und funktionelle Schmerztherapie.

www.dr-weber.net

Weitere Publikationen des Autors:

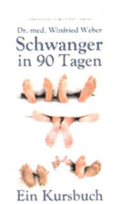

Schwanger in 90 Tagen

76 Seiten, Books On Demand,
ISBN 978-3-738607-39-0

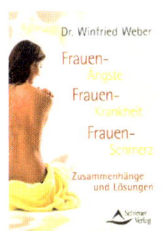

Frauen-Ängste, Frauen-Krankheiten Frauen-Schmerz

96 Seiten, Schirner Verlag KG,
ISBN 978-3-897673-98-4

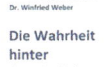

Die Wahrheit hinter der Medizin

224 Seiten, Books On Demand,
ISBN 978-3-738604-04-7

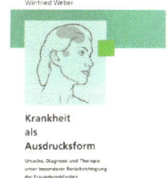

Krankheit als Ausdrucksform

244 Seiten, Haug Verlag,
ISBN 978-3-776013-26-9

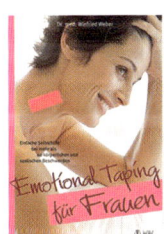

Emotional Taping für Frauen

189 Seiten, VAK-Verlag,
ISBN 978-3-867311-26-7

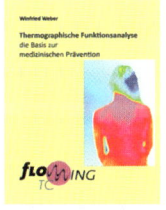

Thermographische Funktionsanalyse

148 Seiten, Books On Demand,
ISBN: 978-3-739244-40-2

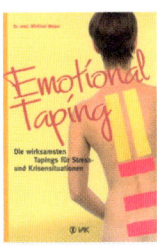

Emotional Taping

296 Seiten, VAK-Verlag,
ISBN 978-3-867311-05-2

Klaster-Zubehör

Taperollen in verschiedenen Farben der Klaster-Pflaster, Kügelchen, alles was Sie an Materialien zum Klastern benötigen, können Sie bei der Auslieferung zB über Ihren Buchhändler bestellen.

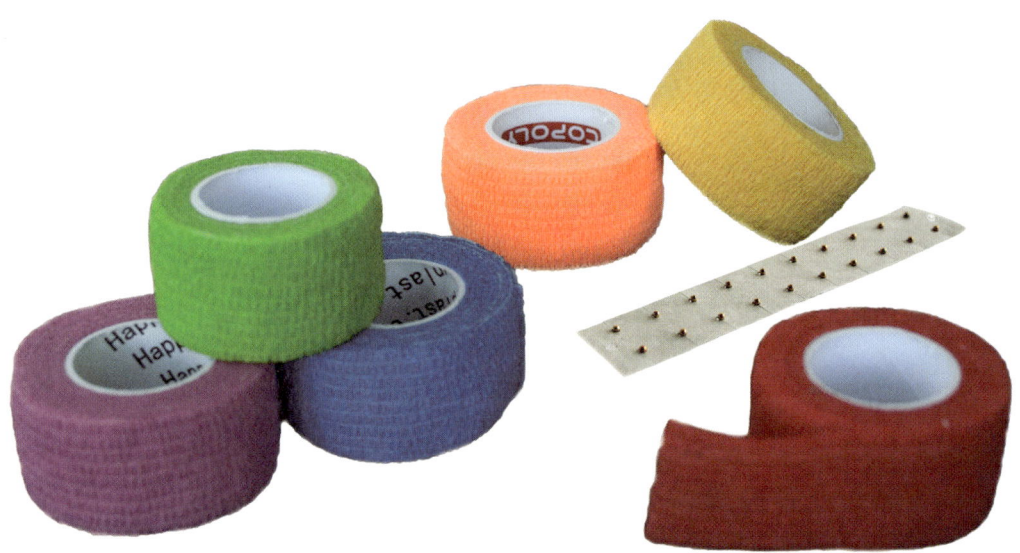

www.synergia-auslieferung.de

Weitere Publikationen:

Yoga @ Work

Gertrud Hirschi

Kraft, Beweglichkeit und die Philosophie des Yoga im Alltag.

Ein Buch, das den Berufs-Alltag in neuem Licht erscheinen lässt. Jede Tätigkeit macht Sinn, wenn man sie mit der richtigen Einstellung angeht.
Möge das Buch den Lesern viel Kraft, Beweglichkeit und neue Erkenntnisse bringen; und möge es ihnen bewusst machen, dass sie auch im Berufsalltag von der Liebe, Weisheit und Güte Gottes getragen sind.

224 S., m.v.Abb., Hardcover, ISBN: 978-3-944615-14-1   **29,00 €**

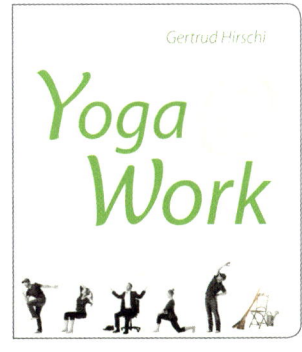

Frauen essen anders

Chinesische Ernährungslehre für das starke Geschlecht

Pascale A. Barmet

Sie wollen überflüssige Pfunde loswerden? Mit dem Rauchen aufhören? Sie sind schwanger?
Ernährungsfragen spielen hierbei eine zentrale Rolle! Nun heißt es, falsche Gewohnheiten abzulegen und sich auf neue Wege einzulassen, die Ihnen gut tun. Die Experimentierfreude der Frauen beim Kochen erweist sich dabei als Vorteil. Zu dieser Umstellung liefert das Buch viele praktische Tipps, einfache Rezepte und anregende Illustrationen.

154 S., kartoniert, ISBN: 978-3-939272-62-5   **16,90 €**

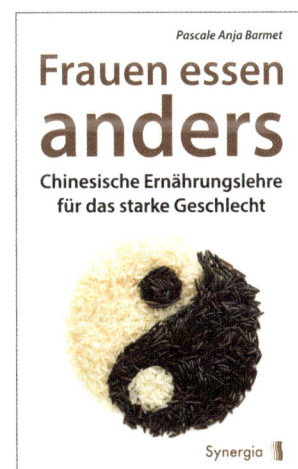